倫理的なサイコパス

ある精神科医の思索

尾久守侑

晶文社

︵目次︶

（第1章）

倫理的なサイコパス

（第２章）

破れ身の臨床

（第3章）

知らんがな、社会問題

倫理的なサイコパス
ある精神科医の思索

はじめに

本書をお手にとっていただきありがとうございます。尾久守侑《おぎゅうかみゆ》といいます。病院に勤務する精神科医（週1で内科医）で、ときどき詩を書いています。

この本はエッセイ集です。エッセイ集といえば普通は誰もが名を知っている芸能人とか作家が、身の回りで起きた出来事とかについておもしろおかしく書いたりするものであって、あまり名の知られていない私のような人間が書いたエッセイなど、一体どこの誰が読むのだという疑問が生じますよね。正しいです。

とはいえ私のところに執筆依頼が来たのはおそらく、これまで上梓した学術書や詩集などを読んでくださって、おもろいかもしれん、と思ってくれたからだろうというのと、もう一つはお仕事エッセイ的なものを期待してくださったのだと思います。

私は精神科医として病院に勤務しており、個人情報に触れたり、そこまで行かなくても患者さんが「これ、私のことじゃん」と思ったりしないような内容、つまりエピソードが話題にならないような内容でときどき文章を雑誌に書いたりすることがありました。本書にも収められている「犠牲者の臨床」は、晶文社のnoteのマイ・スクラップブックというコーナーに掲載させていただいたものです。これを発展させて一冊にすれば面白いだろうという話になり、私もそう思いました。

ただ、精神科医ってこんなお仕事だよ、みたいな紹介や、分かりづらい精神科の用語や、受診に関して疑問に思いやすいことの解説、みたいなことはできるだけしたくないと思いました。なぜならばそれは他の人が既にやっており、かつ私らしさがまるで出ないどころか失われるかなと思ったからです。

商品として流通させるエッセイ集として成立するためには、お仕事エッセイ的な側面が求められている一方で、私らしさを見込んで執筆依頼を頂いたところもあり、何を書いたら良いかということで15分ほど私は葛藤しました（大して葛藤していない）。

最終的には、私が個人的にいま関心のある、もっとも気持ちを乗せて書ける精神科医療上のテーマをエッセイにすることにしました。後々説明がありますが、一つは「心」を診ることと「病気」を診ることについての話です（第1章『倫理的なサイコパス』）。二つ目は、医師が患者に見せてしまうプライベートな側面についての話です（第2章『破れ身の臨床』）。そして最後が、社会についての話です（第3章『知らんがな、社会問題』）。

いま、奇跡的にこの序文を読んでくださっている方の興味を惹く内容かどうかは分からないのですが、買うかどうか序文を読んで決めようとしてたけどやっぱりいいかなと思った人は、とりあえずぜひどれか一篇読んでみてから決めてください（買うと決めている人は一刻も早くレジに持っていってください）。

また、本文中にも書いてあるのですが（「精神科医の書く一般書について」）、本書は現在進行形で具合の悪い方が、ご自身の治療をなさるために書かれた本ではありません。読んで治療の参考にしてほしいとも思っていません。いま具合の悪い人に向けてかける言葉と、一般向けにエッセイ集として書かれた言葉はまったく別のものです。なので、誤解が生まれたり、傷ついたりする可能性があります。どうか本書で治療をなさらないでください。

何はともあれ、とりあえず読み始めていただけると幸いです。目次を読んで興味を持ったものから読んでいただいてもいいですし、頭から読んでいただいても構いません。面白く読んでいただければ幸いです。

2024年4月1日

尾久守侑

〔第1章〕倫理的なサイコパス

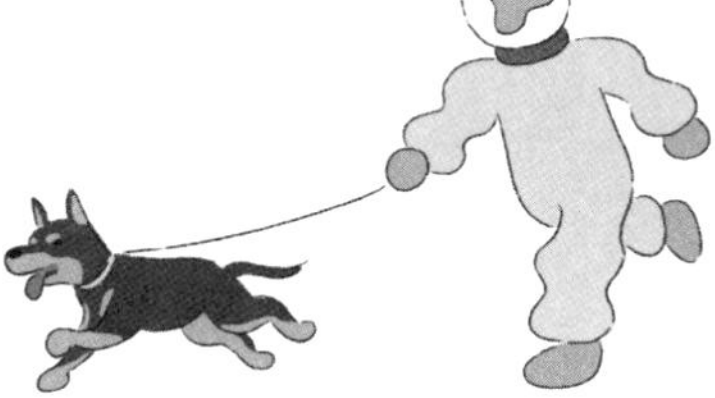

倫理的なサイコパス

特に暇というわけではないが、今やらなければいけないことに取り組む気になれないときにSNSの巡回を50周くらいしてしまう。

それでいくら更新しても誰の新しい投稿もなかったりするとまったく読む必要のないネットニュースを読んだり、Instagramの虫眼鏡の形のアイコンを押してさらに閲覧する必要のない情報、例えば「楽天ポイントだけで生活する夫婦のポイ活のススメ」「レンジでチンするだけ！　絶品！　塩ダレネギ豚丼」「嘘でしょ……今週のGUの新作やばすぎる件」みたいな投稿はまだ役立つ可能性があるからいいとして、「B型彼女さんに絶対に言ってはいけないコト5選」とか「バイト先の可愛い先輩にドッキリ仕掛けてみた」などといった、何一つ人生と関わりがないばかりか、内容も絶望的に浅い投稿や、生捕りにされたどデカい海老に香辛料を豪快にかけて焼いたり蒸したりしている様が中国語で解説されている意味不明の調理動画を次々に眺めてしまい、やるべきことにまったく向き合えていない現実をより強く味わい苦しくなる、みたいなことを日に4、5回はしている。

先日そういった虚無時間を繰り返していたところ「アナタももしかしてサイコパス？」という投稿があって、サイコパスの特徴のようなものがセルフチェック方式で書かれてあった。暇なので（暇ではない）早速やってみたのだが、妙にサイコパスっぽい回答に寄せたくなってしまう。「俺ってサイコパスだからな〜」みたいな中学2年生の気持ちが心のあたりから発生しているのを感じた。ちょっとカッコいいのではないかと思ったのである。

サイコパス。日本ではインスタの虚無投稿にもあるくらいごく当たり前に知られている概念で、〝一般語〟としての意味は、共感性がなく目的のためなら手段を選ばない、みたいな性格をもったぶっ飛んだ人、的な感じで、精神医学的な意味での精神病質とか反社会性パーソナリティなどとは重なり合う部分はあるものの、「サイコパス」といえばそういう精神医学的な意味からは若干離れて「やべえやつ」みたいな語義で認識されているといってよいだろう。

なぜサイコパスの話になったのか。

虚無投稿を見すぎているからなのはそうなのだが、日々診療を行う上で、ときどき自分のしている行為が〝サイコパス〟っぽいなと中2心なしに頭をよぎることがしばしばあるからである。

日々の診療は「一寸先は闇」という状況のなかで行われている。すなわち、何の準備もないまま、まったく情報のない、放っておけば死んでしまうかもしれない患者さんがいきなり目の前に登場し、適切に処置できなければ実際に患者さんは死んでしまうこともあるし、それで訴訟になってこちらが社会的に死んでしまうこともある。というと、江口洋介や山Pという人たちの顔が脳内に去来し、ああいう救命病棟とかドクターヘリみたいな切迫した救急の現場が思い浮かんだ人がいるかもしれないが、そういった一瞬の判断が生死を分ける場においては、時に〝サイコパス〟的な振る舞いが正当性を持つ。

大規模災害などで現場に数えきれないほど負傷者がいたとすると、放っておいたら亡くなってしまう可能性のある人が一番に優先され、腕を折った人とか、擦り傷を負った人とか、パニック発作を起こしている人とかは後回しになる。さらには、まだ生きているがほとんど助かる見込みのない人は一番後回しにされる。トリアージである。なぜそうするか誰でも理屈は理解できるが、いざ自分が当事者となったら、後回しにされたことを非情に感じるだろうし、トリアージした医療者を鬼のように思うかもしれない。

また、外科手術の際に、ダメージコントロールサージェリーといって、まずは全身状態の安定のために細部は後回しにして応急処置的な手術を行う方法があり、この方法にも似たところがある。

これらをして〝サイコパス〟などと呼ぶ人は誰もいないわけだが、時間や人員が有限ななかで予告なく絶体絶命なことが起こり、その瞬間の最適解を出さないといけないのは医療の常であり、精神科診療においても例外ではない。精神科診療というと、もっとゆったりしたイメージが多くの人にはあるかもしれないが、意外にそうでもなく、トリアージやダメージコントロールに相当する手法が必要とされているし、精神科医はみな無意識に使っている。

私たちにとっては日常的な例だが、病棟では患者が自殺未遂を起こし、とんでもなく怒った患者家族が怒鳴り込みに来ているが、その日は外来日で、予約が定員の300％くらい入っており、すでに1時間押した状況にもかかわらず、いつもは5分で終わる患者が昨日死のうとして樹海まで行って戻ってきたことを打ち明け始め、待合室の外ではふだん安定しているはずの患者さんが怒鳴り声をあげて走り回っている声が聞こえ入院の調整をしないといけなさそうで、それなのに先ほどから物凄い便意に襲われていて今にも漏らしそう。みたいな状態である。

便意などどうでもいい、その辺ですればいいじゃないか！と思うかもしれないが私も社会生活を送っているのでそういうわけにもいかないだろう。便を漏らさないことが第一優先になるはずである。毎日毎日ここまで重なるわけではないが、まあ差し迫ることがある。

救急のように、肉体の死が差し迫っていることと比べれば大したことはないと思うかもしれないが、そうでもない。第一に精神科においても、実際に肉体の死は差し迫っていて、時間や気力が、目立って〝重症〟や〝緊急〟の患者に割かれると、相対的に他の患者の診療時間は圧縮され、ちょっとした不調のサインを見落としやすくなり、実際に患者の肉体の死、つまり自殺に繋がることがある。

また、救急においては、肉体の死を防ぐためなので、後回しになった人の心が傷つくことは二の次でしょうという説明に説得力があるのに対して、精神科では、全員をそこそこちゃんと診るために、誰かの心の傷つきを二の次にするということをしており、精神科なのにそれはどうなん?という葛藤が生じてくる。

時間の話だけではない。毎日毎日たくさんの患者さんの話を聞いていると、当然のことながら患者さんの辛い気持ちが、差し迫った形で伝わってくるので、ものすごく疲れることになる。いま読者がイメージしたのは、こんなことがあって、あんなことがあって、と涙ながらに患者が話し、可哀想になあと思いながら精神科医が聞いて心を痛めている図かもしれないが、そうではない。例えばそれは、部屋に入るなりいきなり患者が「先生がこの間言った言葉で私は傷つきました。あの『あなたは優しいから』というのはどういう意味で言ったんですか。馬鹿にしてますよね。謝ってくださいよ」などと、まったくの勘違いで怒鳴られてものすごく怖く嫌な気持ちになり、ああ、この怖く嫌な気持ちこそがふだんこの患者さんが厳しい夫に怒鳴られたときに感じているものなんだろうなあ、みたいに本人の辛さを理解する、といった真に迫った形で伝わってくる。ふつうに生きていてこのような考え方をすることはまずないが、精神医学、特に精神分析的な発想が診療のベースになっている医師はしばしばこういうことを考える。

一日で50人患者を診るとして、全員にこれをやられるとこちらの精神が崩壊してしまうので、そうならないよう〝サイコパス〟的に考えることで、こちらの精神の健康を保つのである。さっきの例で言えば「この患者さんは境界性人格障害なのだろう。でも以前診ていた○○さんよりは症状が軽いな」みたいに〝病気〟扱い、ないしは〝カテゴリ〟に落とし込むことによって、直接その人の心に触れないようにするわけである。

〝サイコパス〟的に考えるとは、あるところで、全員の心を平等に考えるのをやめ、時間と気力を最適化することである。社会的なお仕事としての診療を完遂するには必要なわけだが、本当に一人ひとりをちゃんと診ていることになるのか、という問題は残る。

私は、ただの〝サイコパス〟になりたくないとこの時思った。この時とはいつか。気づいたときである。〝サイコパス〟的に考えることがお仕事としては必要としても、〝サイコパス〟的に考えたことで、切り捨ててしまったかもしれない部分をもう一度検討し直せる〝倫理的なサイコパス〟に私はなりたい。

この第1章では、ついサイコパスな方法をとらざるを得ない自分と、でも倫理的でいたい自分の葛藤みたいなものを書いている。時々飽きて関係のないことも書いているが、私が日々苦悩していることの一端が表せたらいいなと思っている。

というう原稿を私を慕っている後輩に見せたところ「先生、そんなひどいことを思っているなんて人として見損ないました。私はサイコパスな方法なんてとったことありません。もう顔も見たくないです」と言われて私は今追い詰められている。

犠牲者の臨床

病院を受診すると予約をしていても大抵ものすごく待つ。予約時間は11時ですと言われていても実際に呼び出されるのは12時30分とかで、じゃあ予約時間の意味ないじゃんかとイライラするけれども、診察室を出たり入ったりしているお医者さんが忙しそうにしているのを見ると、まあ仕方ない待つかと思ってやむなく溜飲を下げる。時々いつまで待たせるんだ！と看護師さんを罵倒しているおじいさんとかがいて、あんな風に怒れたらすっきりするのかなと思うけど、でもスタッフに大人の対応をとられて後々気まずくなっているおじいさんを見ると、やっぱり待つしかないのかなという気がしてくる。

などという学生の時に感じていた疑問は、実際に自分が医者になって、外来で患者さんを1時間以上待たせるようになってようやく記憶に蘇る。なぜこんなに待たせてしまうのか、ようやく分かったその答えは単純で、患者さんの数が多いからである。

単に多いというだけではないのが難しい話で、前回の診察から今回までの生活を平穏無事に過ごした患者さんがたくさんいても、そこまで時間はかからない。なぜならばその人たちは今の治療で平穏無事に暮らせているからであって、診察においても「同じ薬をください」と言って終わることがほとんどだからである。

時間がかかるのは前回の診察から今回の間に何事かが起きた人で、これは精神科でも内科でも同じなのだが、例えば新たに関節が痛くなったとか、血便がでるようになったとか、昨日自殺しようとして樹海に行ったけど思いとどまって戻ってきました、などといったイベントが語られると、え、本当ですか、という気に医師としてはなるため、検査を追加したり、入院を検討したり、家族に話を聞いたり、といったプラスアルファの診療時間が必要になってくる。一日の外来が40人いたとすると、こういった予想通りにいかない人が少なくとも3人くらいはいるので、この人たちに時間が割かれ、他の人の診療時間は畢竟短くなることになる。

と話すと、こういう人がいることも見越して時間設計をすべきだろうというもっともな意見がでてくるが、そもそも医者の人数に対して患者の数が多すぎるのか知らないが、どこの病院にいっても誰が外来をやっても大抵時間いっぱいぎちぎちに予約が詰まっている。そうなると現代の日本の医療の問題点、などと政府に意見を提言したらいいという話なのかもしれないが、現場の人間としては、とりあえず患者さんがたくさんいるので診ないといけない。

数人時間が大幅にかかる患者さんがいるとき、その他の人の診療時間は短くなる。これは致し方ないことだが、その他の人の診療時間が均等に短くなるかといえばそういうことはなく、短くしても大丈夫だろうとみなされた人の診察時間が特に短くなり、あまり短くしない方が良さそうだとみなされた人の診察時間はふだんとあまり変わらない。

つまり、言い方があれかもしれないが、ある日の外来には必ず時間を短くされてしまう「犠牲者」が発生する。これは、そういうことをしてはいけない、均等に平等に診察をすべきである、という一般的な規範の感覚からするととんでもないような話だが、全員の診察に長時間をかけた結果、最後の人が4時間半待った、などといった事態を引き起こさないために、おそらく医師の誰もがこのような時間調整を無意識的にしている。

この「今日の時間のかかる患者さん」「今日の犠牲者」という視点をもって診療をしていると、興味深いことに、一度も時間のかかったことがない人で、毎回「犠牲者」になる人、というのが出てくることに気がつく。もちろん対象とする疾患がそれぞれ違うということはあるのだが、同じ疾患や病態、同じ治療介入をしているのに、ある人は「犠牲者」になりやすいという現象がある。

私は診察のあとに毎回先輩医師と振り返りといって、今日診察した患者さんのカルテを一人ひとり開けて、どのような診察をしたか振り返っていくという作業を日常的にしているが、この作業をするようになって、この「犠牲者」という存在に気がついた。

「もっと診察してください！」と言語的・非言語的に言っている人は通常「犠牲者」にはならない。それが医学的にそんなに長く診察しなくていいと判断されうる人であっても、もっと診察してほしい、という思いは医師にキャッチされるので、結果的にそんなに時間はかけないにしても「犠牲者」にはならない。あまり診察に時間をかけたがってなさそうと思われる態度をとっている人で、かつ、こちらも時間をかけなくていいという感覚を持つ人が通常は「犠牲者」になるからである。

しかし、よくよくこの「犠牲者」に注目して診察していくと、実は重要な症状を語っていなかったり、いろいろ相談したいことが実はあるのに相談していなかったりということが後々わかることがある。「犠牲者」としての外来を重ねているうちに、ある日急性心筋梗塞で救急搬送されてきて、最近ずっと採血をしていなかったが数ヶ月の間に糖尿病と脂質異常症と高血圧が顕著に悪化していた、ということが分かったり、ある日自殺企図をして救急搬送されてきて、実は家庭の問題が危機に瀕していたことが分かる、などということはしばしばあることである。

こういったとき、しまった、ちゃんと採血しているか確認すればよかった、などと医師は自分の「管理」について反省することが多いのだが、私はどうしてこの人が毎回「犠牲者」に選ばれていたか、ということを考えることの方が重要だと思う。

「犠牲者」の選定は医者が無意識的に行っているわけだが、ではどうして「犠牲者」にしていいと判断しているかと考えると、患者さんが「本当に」平気そうにしている雰囲気を医師のセンサーがキャッチしているからだと言える。平気そうにしているだけで、実は困り事があるんだよな、と認識している患者さんの雰囲気は、よく訓練された臨床医であれば通常キャッチできる違和感として感じることができるため、かえって「犠牲者」になりづらい。「大丈夫ですか？　なんかあるんじゃないですか？」と尋ねたくなる方向性に頭が向かうのである。

つまり、変な話だが「犠牲者」になる患者さんは自ら無意識的に「犠牲者」になろうとしているようなところがあって、この現象というのは患者さんと医師の無意識的な相互作用によって行われているということになる。

「犠牲者」に毎度なる人というのは、なるべく目立たないように生きる、という所作が身についていることが多く、診察現場で起きるこの現象は、彼ら彼女らの人生において繰り返し起きていることなのだと思う。

例えば、兄が虐待されている家で育ち、自分は虐待されないように、なるべく兄弟のなかで目立たないようにすることが必要だったという子どもや、母が病弱であったり精神的に脆弱であったりして、何かを要求すると母の具合を悪くしてしまうという体験を繰り返しした結果、なるべく「平気そう」に振る舞うという仕草が身についた子どもの成長した姿のなかに、「犠牲者」的な人が含まれているのではないかなと連想するし、実際そういう人はいる。

その子どもの頃の努力はまさに生き延びるための適応として身につけてきた命懸けの振る舞いであって、よっぽど意識しない限りは気がつくことができないレベルに仕上がっていることがほとんどである。診察というものはついつい目立つ人に注意が向いてしまうのだが、私はいつも平気そうな人のなかに隠れている「犠牲者」の、本人すら気づいていない声に耳を澄ませたいと思っているし、まあもちろんそれが「触れてくれるな」という類の声であることもあるわけだが、触れないなら触れないで、その声まで認識したうえで決めたいと思っている。

とはいえ今日もまた同じ患者さんが「犠牲者」になっていて、そろそろちゃんとこの患者さんのことを考えないとな、と思うのだけれども、どうしてもまあ次でいいか、という気になってしまって、こういう気になるのも多分、無意識的な相互作用なのだろうと思うけれども次の大変な患者さんのことに集中しなければいけない時間が直ちにやってきて、私は「犠牲者」が次の外来にやってくる日までこのことをすっかり忘れてしまう。

ヨコヤとの戦い

外来診療を週に6日はやっている。外来診療の対義語は入院診療、つまり、通院してきた患者さんを診察するのが外来診療である。外来は患者さんに話を聞いたり診察をしたり検査結果を伝えたりする場なので、「外科手術」とか「救命救急」みたいな言葉から連想されるドラマティックな医者の動きはまずない。基本座っているだけであり、連ドラ化も映画化も、ネットフリックスオリジナルドラマ化もしづらい。

では外来のドラマは一体どこにあるのか、とそもそもドラマがないといけない前提で話をしているのがおかしい。診療はドラマではないのでドラマはいらないのだが、だからといってドラマがないわけではない。会話のやり取りと、そして医師と患者の頭のなかで考えている内話、これがドラマになる。少なくとも診療をしている人間としては、なにが起きるか分からない緊張や恐怖感というのは実は常にあり、それは診療が生身の人間同士のやりとりである以上不可避に生じてくるものなのだが、診療が日常と化してしまうと意外にこの緊張や恐怖感というものが知らぬ間に頭から追いやられており、なにか差し迫ったことが起きてようやく今ここが、最初から一寸先は闇みたいな場であったことに気がつく、などということはしばしばある。

逆に、外来診療という場が、本質的には地上250mの電流の流れる平均台の上を歩いているようなものだと気づいてしまうと、何でもなくできていた外来に対して、緊張や恐怖感をモロに感じることになる。なぜならば、一度外来が始まってしまうと、まあまあな確率で、予期せぬこと、焦ること、絶体絶命のピンチになること、むかつくこと、5個くらいのことを同時に脳内で処理しないといけないこと、油断していたらとんでもないことが起きていたこと、誰にとっても難しい判断を数秒でしないといけないこと、といったありとあらゆる苦境に何度も立たされることが確定しているからである。

さて、ここからが本題なのだが、今挙げたような困難が次々に降りかかってくる日というのがしばしばあって、おそらくこれは偶然ではないと思う。うまく理由は説明できないのだが、いつも内科診療を一緒にやっている先輩の國松淳和《くにまつじゅんわ》先生と話していて、こういうのは「ヨコヤ」の仕業なんじゃないかという話にまとまった。

「ヨコヤ」とは誰か。

「ライアーゲーム」は読んだことありますかみなさん。ものすごい大金と人生を賭けた戦いを知能を使ったゲームで行うという漫画で、「ヨコヤ」という名の敵役が登場する。ヨコヤは、いやらしい手段を用いたり、時には仲間さえも欺いた卑劣な手を使ったり、Aだと思ったら実はBでしかし実際はなんとA！というのはフェイクでCだった、みたいな複雑なことを仕掛けて、主人公チームのアキヤマと天空の知能戦を繰り広げるのだが、この「ヨコヤ」が外来診療において度重なる困難を仕掛けてくると考えると納得のいくことが多い。

一人ひとりの患者ではなく、その日の患者リストを1セットとみなすというのは、ときどき我々がする発想である。セットを操っている神のような謎の人物「ヨコヤ」がいると警戒しておくと、大きく足を踏み外して地上に落下してしまうといった事態を逃れやすいのではないかと考えている。まあこれは大丈夫っしょ、と思った人でも「いやいやちょっと待て、相手はヨコヤだぞ、どこにどんな罠を仕掛けてきているか分からない」と思うので、例えば採血をするか迷った人がいたら「しておいたほうがいい、なぜならヨコヤがどんな罠を仕掛けているか分からないからだ」という思考・判断になるし、実はそう考えたことで難を逃れたことが何度もある。ああ、いつもの薬だけの患者さんね、と診察室に呼び入れる前に思ったとしても、「いやいやヨコヤのことだ、今日は大変な展開になるかもしれない」とあらかじめ気持ちをつくっておくことができる。実際それで入ってきたのは患者の家族で、前回の診察時に新しく出した薬の副作用で本人の調子が悪くなったことについて深刻なトーンで追及されることがあるかもしれない。

ヨコヤは、診療外のあらゆる状況にも影響を与えている。外来の統括をしている診療部長がコロナに感染したときは、これもヨコヤの卑劣な作戦だろうと認識して気を引き締めたほうがいいし、妙に初診患者が少ない日は、こうやって油断させておいて、午後になって一気に患者が押し寄せて外来をパンクさせる作戦だろうと予測ができる。八王子でお祭りをやっていて、それで渋滞して到着が遅れそうになったときは、こうやってイライラして理性を失わせた状態で外来を始めさせ失敗を誘う作戦なんだろうとすぐに分かる。

医者も人間なので、ものすごく体調の悪い日や寝不足でほぼ脳が動いていない日などが必ずあるが、そういう日であれば、「ヨコヤは私の体調が悪いことを知って一気に攻め込んでくる可能性があるからなんとか耐えないと」みたいに思うので、結果的に大事にならないことが多い。

一方で、「ただのウイルス感染にみえるぞ、しかし、ヨコヤのことだ。ひょっとして心筋炎になっているかもしれない」と謎に警戒しすぎて、ただの風邪の人に心電図をとってしまったりといった過剰診療もときどき起こる。この「ただの風邪なのに考えすぎて変なことをしてしまう」といったことでさえヨコヤの作戦と考えていて、「はーっはっはっはー」とヨコヤに嘲笑われている様子が脳内に浮かんでくる。

一人ひとりの患者について考察することは当然重要だが、同じくらい1日の患者リスト全体で流れを読んだり動きを見たりする必要がある。どの医師にも何百回、何千回分ものこのリストの記憶というのが蓄積されており、「こんなに何も起きない日は何かがおかしい」とか、「いつもに比べて忙しすぎる」とか、無意識に平均からの逸脱を測定するモノサシが発達している。

医師の感覚が逸脱をキャッチしたとき、水が低い方へ流れていくように、ただ「今日は暇でラッキーだ」とか「なんでこんなに忙しいんだクソ」などと思うのではなく、差し引きで平均になるような何かがこのあと生じるかもしれないと予期しておくことは、心構えとしても大事だが、それ以上に、何かがこの後起こることを実際に予知しているとも言えるのである。このモノサシで捉えた平均からの逸脱を意識化するツールが「ヨコヤが患者リストを操っている」と考えてみることなのである。

一方で、こういった考えは倫理的にどうなのか、ということも考えてみたい。そもそも患者リストとして考えること自体が、一人ひとりの患者の問題を無視した手法なのではないかと批判することが容易にできる。前章の「犠牲者」の話も、大勢を救うために犠牲になる人がいてもいいのか、というトロッコ問題に繋がるような議論になりうる。あるいは、災害におけるトリアージの議論などとも繋がる部分である。

トリアージがそうであるように、診療上の正当性はいくらでも主張できるし、そうすべきとまでも言えるが、患者をリストとして考え外来診療をマネジメントすることで、患者一人ひとりの声に向き合わず、こちらの都合のいいような形に誘導している現実は間違いなく存在しており、すべての患者を十分に診療できていないことからは逃げられないとも思う。

倫理的なサイコパスになるということは、こうした自らのおかれている現実を否認せずに直視し、その上で、「犠牲者」の存在から診療を振り返ったり、「ヨコヤ」の影響を考慮して本来は行わない診療を行ったりすることだと思っている。心で痛みを受け止める代わりに行動はサイコパスになる、そういうイメージである。

私は医師として外来診療の場に立っているが、知らぬ間に白衣が脱げ、生身の人間として電流の流れる平均台の上で患者と向かい合わないといけない事態に陥っていることがしばしばある。白衣を着続けるためにサイコパス手法があり、一方で、白衣が脱げたときに医者としてすべきではないことをしないために職業倫理があるわけであって、このどちらの刀も研磨しつづけないといけないのだろうと考えている。

明日もおそらくヨコヤが朝一番から仕掛けてくる。到着した瞬間から病棟の患者が急変して救急車に乗ることになるかもしれないし、なぜか理由は分からないが外来で警察が待っていて予期せぬ質問をしてくるかもしれない。そんなことを考えながら眠りにつこうと思うとなかなか眠れなくて、これもヨコヤの仕業に違いないと思う。

ドロップアウト

いつの間にか来なくなる人がいる。そういえばあの2週に1回来てた人最近来ていないな、と思ってカルテを確認してみると、なんと4ヶ月も来ていない、みたいなことがある。

いやいやふつう気づくだろどんだけ忘れてんだよ、という話なのだが、なぜか思い出さない。予約の日にやってこない、ということはよくあるのだが、大抵あとで「すいません今日忘れて て」みたいな電話があって、次の予約をするみたいなことが多いので、来院しなくてもとりあえず様子をみるか、と思っているうちに4ヶ月経っているのである。

来なかった時点で「今日予約ですよ。どうしましたか?」と電話をするというやり方もあるのだろうが、私はそれをしたことがない。なぜか。あまり深く考えたことはなかったが、一つは自分から電話をすることがなんか苦手なので無意識に避けているということがある。あとは、単純に一日に診察する人数がそもそも多いので、その日に来ない人／来忘れる人の数も絶対数として多く、都度電話をかけるのが大変という側面もある。さらには、本人の診療なわけで、そこまでこちらが過保護にしないほうがいいんじゃないか、みたいな気持ちもある。

2週間に1回来ていた人が4ヶ月来ていないというのは、これは通常「もう来ない」ということを意味している。数年単位でかなり時間が経ってから急にまた診てくださいとなることもあるが、普通はもう来ない。つまりドロップアウトということになる。

通院が必要な（と医師が思っている）患者が、自ら通院を辞めて来なくなることをドロップアウトという。この言葉を一体いつどこで覚えたのか記憶がない。たぶんまだ精神科医になる前、初期研修医だった頃ではないかと思うのだが、内科や外科の先生がドロップアウトを臨床上のテーマとして問題にしているところをあまり見ない気がするので、やっぱり精神科医になってからなのかもしれない。ときどきドロップボックスやエアドロップという言葉とごっちゃになるが、それも私だけのことかもしれない。

ドロップアウトがなぜ起こるか、というと、それは当然いろいろで、自分が精神科医にかかることを想像すると意外に簡単に見当がつく。例えば職場の上司からパワハラを受け、耐えているうちにお腹が痛くなって、内科を受診したところ「心から来ている腹痛だから精神科にかかりなさい」と言われたとする。ひどい。つらい。内科で診てくれてもいいのに……とあなたは思うが、内科は心の辛い人を診る場所ではないので当然診てくれない。

それで、何度も受診するか迷ったすえ「精神科ってどんなところだろう……」「メンタリストみたいな人に心を読み当てられてしまうのだろうか」「私の話をちゃんと聞いてくれるだろうか……」みたいな不安を抱きつつも初回受診を迎えたとしよう。そこで出てきた精神科医がタンクトップにボロボロのジーンズ。なぜか松田優作とかがかぶっているハットを着用し、葉巻を吸いながらぶっきらぼうな調子で「なんだよお前、俺に用か？」みたいな口調で接してきて、なんとか頑張って今の心の辛さなどを訴えたのにもかかわらず、ふっと不敵に笑って「おもしれえやつじゃん、お前」みたいな変なことしか言わなかった場合、通常は「まともじゃなさそう」「気持ち悪い」「不快すぎる」「怖い」みたいに思い、心の悩みを話すことも十分にできないし、次回もまたここを受診しようと思う人は少ないかもしれない。

また、出てきた精神科医はすごくまともそうで、話も丁寧に聞いてくれるし、よかったなあと思っていたら、実は自費診療のクリニックでお会計が一万円近くして、なのに毎週くるように言われている、といった状況でも「予算オーバーだし次は行くのをやめようかな」と思うケースはあるだろう。また、なぜか常に診察室に豚の生姜焼きの匂いが濃厚に充満しているとかいう状況もなんか気持ち悪くて3回くらいは我慢するけど4回目からはいくのはやめようとか思う人がいるかもしれない。

あるいは信頼して何回か通っていたけど、「まったくあなたは可愛い顔してきついことをいうね〜」などと精神科医に言われて急に「私のこと可愛いと思ってるんだ……キモ……」と思ってもう行けない、みたいなことはあるし、飲むと足がしびれる薬を飲まないといけないこと以外は全部いいんだけど、薬を変えてほしいというと血相を変えて怒り出す精神科医だったりすると、足のしびれない薬を出してくれる別のお医者さんにしようかなとか思ったりするだろう。さらには、1回受診するの忘れちゃって、でも予約を入れるのめんどくさいなとか、忘れたことでめちゃくちゃ怒られるんじゃないか、と思って予約がとれないままにずるずると日がすぎて、結局ドロップアウトということもあるだろう。

さて、ここまでは誰でも理解できるドロップアウト理由で、こうした明らかなものだけが原因であれば、まともな医師が豚の生姜焼き弁当を食べずに診察していればドロップアウト率は0%、ということに理論上はなるのだが、そうもいかないところが興味深い。

つまり、ドロップアウトのない精神科医はいないのである。

初回には来たが2回目には来ない、5回くらいは来たがそれ以降来ない、1年くらいは来たけどそれ以降来ない、長年通っていたがある時を境に来ない、など一口にドロップアウトと言っても、どれくらい通ってからドロップアウトしたかでその成因というのはおそらく異なるのだが、特にしばらく通ったけれども来なくなるときには、誰でも分かる理由ではなく、もっと微妙な感覚がドロップアウトの原因になっていることが多い。

いま「微妙な理由」ではなく「微妙な感覚」と書いたが、「理由」と書かなかったのは、本人も気づかないような「違う感じ」や「嫌な感じ」の蓄積がドロップアウトを引き起こすのではないかと思うからである。そして大抵その「違う感じ」や「嫌な感じ」というのは、実は言葉ではない部分で表現されていた、ということが、ドロップアウトした人を後で振り返ってみると分かることが多い。

例えば会社の上司への不満から身体が痛くなってしばらく週に1回通院していた人が、「思い切り殴ってやりたい」とか「思っていること全部ぶちまけてやりたい」などと診察でやたら口にするようになったとして、「それはよしておいた方がいいですよ。クビになるだけじゃ済まないですし」みたいな常識的なことを助言しているうちにドロップアウトしてしまった、みたいな例はよくあって、別になにが正解というわけではないが、後で振り返ると、本人の無意識的な訴えに耳を傾けておくべきだったなと気づいたりする。つまり、「思っていることを全部ぶちまけてやりたい」と上司に向けて言っていたわけだけれども、実際はこれは思ったことを言えない診察に対する不満なんだなとか、私にそれを言いたかったんだな、みたいなことが後で構造的に理解できることがある。

先日自分の勤務するある医療機関で、外来患者を振り返る機会をつくったのだが、ドロップアウトしている人のほとんどが30〜50代の男性で、数ヶ月通院してからのドロップアウトだった。個別に検討はしたのだが、ある属性に集積していたので、どういう傾向を意味しているのかということを考えざるを得なかった。思いつくことは様々にあったが、多かれ少なかれ傷ついて病院を訪れている中年男性が頼る相手としては、同世代、もしくは歳下の同性というのは、単純にプライドとしてきつい部分があるのかもしれない。

大まかにいえば自尊心が傷ついて受診している人が多く、そういった人が、後でGoogleで私の名前を調べて出てくる情報は、成功者のそれに見えるだろうし（これは私が自分のことをどう思っているかということとはまったく関係なく）、お前に何が分かるのだという気持ちになる人も当然いるだろう。私の経歴を調べなくても、医者として何不自由なくやってい〝そう〟というだけでお前に何が分かると思う人もいるかもしれない。

こう書いてちょっと思うのは、普通はこういう文章を書くとナルシシスティックに響くよね、ということで、つまり自分が嫉妬とか羨望の対象になっていると表明するのは自己愛的ではないかということなのだが、自分はそうは思っていなくても「現実にはそう見られることが多い」という事実は、診療を考える上で絶対的に認識しておかねばならない。同様に、顔が異様に整っている人は、自分では謙遜している、もしくは自己評価が低く自分は不細工だと思っていたとしても、「患者からは美しいと見られている」という現実は認識していなければならないだろう。

きっと私が70歳くらいになったときには、30〜50代の男性のドロップアウト率は低くなるのではないかと思うが、反対に今ドロップアウト率が低い若年女性のドロップアウト率はおそらく上がると思われる。いま若年女性のドロップアウトが低いのは必ずしも診療にいい影響を与えているかどうかは分からない。幾ばくかは、「医師」ではない「私」の人間部分とのかみ合わせで、私がドロップアウトできなくさせている側面があるのかもしれない。

診療の熟達によりドロップアウト率はおそらく下がる。一方で、年齢・性別といったどうしようもない属性がドロップアウトには大きく寄与していることも間違いないだろう。しかし、このようにどうしようもないことを議論しているということ自体が、ドロップアウトをされたという私の傷つきを私が見ないようにするための方策なのかもしれず、やはりリストで見ること、属性で見ることには注意していきたいと改めて思う。

というような話をしているうちにまた、そういえば最近あの人来てないよなという患者さんが頭に思い浮かんで、カルテを見てみようと思ったけれどもまったく名前を思い出せない。じゃあ診察日ごとのリストから探してみようと思って何年も遡ったがその人らしき名前は一つも見つからず、そもそもそんな患者さんがいたかどうかということすら自分のなかで自信がなくなってきた。

傷つき傷つけながら生きるのさ

精神科医にとっての言葉は、外科医にとってのメスで、精神療法*は手術に相当するというのは、精神科の業界では非常によく用いられる喩え話である。初心の精神科医に対する戒めとして指導医が使ったり、何かいいことを言ってやろうみたいな精神科医のツイートなどでもしばしば散見される。

しかし、あまりにあるあるネタのようになってしまったせいか、最初に喩えられたときと比べて段々とそのインパクトは縮小していて、ほぼ形骸化しているというか、言葉が侵襲性をもっていて患者を致命的に傷つけうるということを真剣に現場で考え続けている人は、私も含めてそこまで多くないような気もする。

なにせ言葉である。ふつうの感覚からすれば、人の皮膚や臓器を切ることに比べれば軽い。軽すぎるといっていい。初めての患者さんと会う瞬間などは当然言葉にも細心の注意を払っているわけだが、慣れた患者さんを診察していたり、疲れていたりすると発話も自動化してしまうというか、気づいたらふつうの感覚でべらべらと喋ってしまいがちである。

しかし、本当に言葉がメスなのであれば、べらべら喋るというのは診察の場においてメスをむやみやたらに振り回しているに等しく、その刃先が患者さんの頬をかすめたり、場合によっては不幸なことにぐさっと刺さってしまったりすることもあるわけである。

「3年前、初めて先生が言った――――という言葉を時々思い出すんです」

などと突然患者さんが言うことがあり、ややや、これはまずいことになった、私の振り回してしまったメスが当たってしまい、それが今責められているのだ。しかも、私自身はそんなことを言ったことは微塵《みじん》も覚えていない、ややや、どうしよう、ややや、ややや。

と意味不明の掛け声をかけて恐れ慄《おのの》いていると、実は私が3年前に発した言葉に支えられている、というポジティブな内容だったりしてほっと一安心するわけだが、しかしよく考えてみて安心できないのは、振り回したメスのうち、なにが患者さんを傷つけ、なにが患者さんの病巣を切り取ったか、メスを振り回した当人がよく分かっていないという事実は変わらずそこにあるからである。

当然、私の診療の技術が未熟であることにも由来するのだが、おそらく、外科医が手術で病巣を切り取る以上に、精神科医がふるう言葉のメスがどう患者に作用するのかというのは予測不能な部分が大きいということも部分的には示唆していると思う。分からない。外科手術においても、意図してもうまくいかないこと、予想だにしない生体の反応というのはひょっとしてあるのかもしれないが、知らぬ間に大血管を切っていて、3年経ったあとに急に手術の合併症で亡くなったということは通常ない。血管に触らないよう注意して結合組織を剥離するように、精神科の診療においても命に関わる血管を切ってしまわないよう慎重に言葉を使いながら診療を進めていくことは当たり前なのだが、それでも実は動脈を切っていて、大出血していた、ということが後になって分かるということがある。

何が傷つけて、何が傷つけないかは、もちろんまずもって傷つけないであろう言葉というのはあるのだが、それだけでは治療にならないこともあり、これを言ったらひょっとして出血するかもな、ということも言わないとならない場面はある。いや、本当に言う必要があるのかどうかは慎重に吟味すべきだろう。言わないとならないと思い込んでいるときこそ、冷静に考えてみると、自分が言いたいだけということはしばしばあるものである。

いずれにせよ、ちょっと出血するかもしれないことを言うときは、患者さんの反応をみて、患者さんの出血量を判断している。つまり、切ってみてどうかをみているのだが、出血したからといって、そこでやめてしまうというものでもなく、出血した、ということを今度はヒントにして、次にどこを切るかを決めるようなところがある。問題は、その反応が大きければ誰にでも分かるのだが、反応がすごく微細だったり、間接的だったりすることがほとんどで、場合によっては誰がみても分からないということすらありうる。なんというか、言わないのである。傷ついた、とか、支えになっている、とかその場ですぐ言う人もいるかもしれないが、大抵は言わない。切られた本人ですら、後から傷ついたことが分かったり、傷つけられたと思ったらやっぱり支えになっていたことが分かったり、その逆もある。

言われれば分かるが、言われないとフィードバックができないので、同じようなところに同じメスをふるってしまうことがありうる。肝心なのは、言われないが発せられる微細な出血のサインを感じ取ること、感じ取って次のメスをふるう方向を微調整すること、それでまた出血のサインを感じ取ること、この繰り返ししかない。

我々精神科医の診療は、精神科医として患者の前に立って行う言動のすべてに、患者にメスを入れるという側面があり、外科手術と違ってどうやっても何百人か何千人かに一人はおそらく変なところを切ってしまう。これはたぶん防ぐことができないことなので、そういう危ないことをしている因果などうしようもない存在であるということを認識した上で、それでもメスを握るしかないわけである。

外科医も時々切ってはいけない血管を切る、などと発言したらこれは大事だが、精神科医の場合は、間違えて切ったところで目に見えて肉体が死ぬわけではないので、切ってはいけない心の血管を切り患者の心が死ぬことに対して、幾分過小評価されているところがあるような気がする。

医師というのは自分を正常な位置において、そこから患者さんの病理を評価することが基本的な態度となっているわけだが、ときに医師という白衣が脱げて人間になる瞬間がどうしても出てくる。人間は人間の言うことに左右されるので、医師であっても揺れ動く存在になることは当然あって、つまり咄嗟《とっさ》に腹が立って変な血管を切ることだってありうるだろう。人間として対峙することにはこのような危険が常にあるが、心を相手にするときは、やはり白衣を着っぱなしだとそれ以上理解が進まないことはあり、ただ白衣を脱ぎっぱなしだとただの素人芸になってしまう部分もある。なのでジャケットダンスをするように着たり脱いだりするのがひとまずの折衷案になるのかなと思う。ちなみにジャケットダンスの例を出すときに私の脳内には郷ひろみとJO1が浮かんだが、どちらも別の意味で読者全員がイメージできるアーティストではないと思ったので口をつぐんだ。つもりだったのに喋っている。

一方で、医師が自らの心を守るためには、ジャケットダンスのような七面倒臭いことはさっさとやめて、白衣を2枚着る、白衣の下にケーシー（ググってみてください）を着る、スクラブ（ググってみてください）を着る、みたいなことをすれば良いし、多くの医師はむしろこちらの戦略をとることのほうが多いのではないか。医師も人間であって、現場でやりとりをしていると傷つくことが頻繁にある。精神科医が一般の人に聞かれやすい質問第一位はおそらく今も昔も「そういう人たちの話を聞いていて、自分が病んでしまうってことはないんですか？」だが、まさにそういう話である。この質問に対してはいつも適当に答えてきたなと思うのだが、その適当な答えを思い出してみると、「まあ話きいて病むような人はあんまり精神科選ばないかもね」とか「慣れた精神科医は同じ人間という距離感で接するんじゃなくて、『病気を診察する』という感覚だから、何言われても傷つかないよ」といったことを大抵は言っているなと思い出す。つまり白衣が脱げて人間が見えてしまい、傷ついたり傷つけたりするような状況はプロじゃないよ、みたいなことを自ら言っているのである。

自分の言葉が人を傷つけるかもしれない、傷つけたかもしれないという距離にいつづければ、まあ病んでしまうだろう。え、病まないですかね。分からないが、少なくとも私は病んでしまう。なので、病みそうになったら一度撤退するというか、「直面化して考えさせないといけない場面だったよね」などと、こちらの立場を正当化することで、それでよしとしてしまう。白衣を着るのである。「犠牲者」の話も「ヨコヤ」の話もまったく同じで、そういう概念がしょうがなくあるじゃん、と距離をとって考えてみることで楽になり、逆に次の展開を考えやすくなったり、視界が開けたりすることはありうる。こうした態度は〝メンタル〟が崩壊しないように自らを守る知恵であり、まず精神科医が最初に身につけるべきだということを思い出した。

しかしやはりこうした知恵のなかには、自分の白衣は絶対に脱げないという否認があり、でろでろに白衣もスクラブも脱げて上裸になりながら「患者さんのパーソナリティの問題で診察の継続が困難になりました」と述べているような現状がないかは、よくよく自分に問わないといけない。改めて、現場で重要なのは、着たり脱いだりのジャケットダンス。それをできれば意図的にしてみる、ないしは無意識に行った直後に気づいていく、ということだと思う。

本書を含む公開された文章はすべて患者さんが読む可能性があり、そして傷つく可能性がある。じゃあ書籍など書かなければいいわけだが、書いてしまうのは社会に必要な書籍だからというよりは、書籍を書きたいという欲が自分にあるからである。つまり欲によって自らを公開し、患者さんを傷つけている、ということがあり得ているわけで、とんでもないわけだが、その現実を受け止めすぎるともう私は本など書けないわけで、それは嫌なのでなんとなくこのことを曖昧にしているというところもあるだろう。

それでいい、とする態度をとることで私の心は急速に楽になるが、100%それでいいわけではもちろんない。それは知っていて、でも公開してしまうようなずるい側面があるということを自分で理解しながら、そういう存在であることに罪悪感も抱きながら、診療も続けていきたいと、世界に甘えてしばらくは生きていきたい。

＊薬物のような物理的手段ではなく、治療者が言葉や態度を利用して心理的に治療する方法のこと。

病気を診ずして病人を診よ

緊張したときによく観客をじゃがいもだと思えば緊張しないから大丈夫、みたいなことを言う人があるが、あれは緊張というものが人に見られていること、もっと言えば人に悪く思われるのではないかと心配していることに由来する場合に有効なのだろうなと思う。逆に言えば、人なんか別にどうでもよくて、とにかく本番という場で力を発揮できるかとか、ミスをしないで最後までできるかとか、自分が完璧かどうかということにこだわる人にとってはあまり有効でないのかもしれない。

医者はときどき患者をじゃがいも扱いする。この言い方はあんまりだが、要は患者を心の通い合う「人」として見ず「病気」として見ることがある。これは、前章にも出てきたように、「人と人とがやり取りをしている」と考えるとこちらの精神がやられてしまうので「観察者が病気を観察している」という「人vs人」ではない構図にすることで、自らの精神を守る効能がある。

「病気を診ずして病人を診よ」というのはナイチンゲールという人の言葉だそうで、医師は医学部時代にこれを習う。それで、は？当たり前じゃんサイコパスかよ、と思うのだが医者になるとまずもって全員が「病気」を診るようになる。なぜならばそういう教育を受けるからである。矛盾。しかし実際にこれはある意味で正しく、胃に穴が空いて腹膜炎になっている患者がいたとして、病気を診ずに病人を診ていた場合「痛くてかわいそうだ」と思いずっと横に寄り添っているうちに死んでしまう、といったことが起きてしまう。

なので、医師は通常「病気」を診る必要があるのである。「ああこれだけお腹が痛いと言っているのに身動き一つとらないな、ということは炎症が壁側腹膜まで波及して腹膜炎になっていて、動くと痛いのだろう。Sepsisという感じではないし下部ではなく上部か？ということは、ここをこうやって押すと」と痛がっている患者の腹を押すというサイコパス行為をして患者が悶えるのを見つつ「ああやっぱりこれだけ腹が硬ければ上部なんだろう。オペだな」などと思ってCT検査をオーダーしその場を後にする。みたいなことをするわけである。

しかし本当に病人を診ずに病気だけ診ている人というのも稀で、大抵は頭では病気を診つつも「ごめんなさいね〜ちょっと痛いけど押しますよ〜」と言ったり「痛いところ申し訳ないけど手術しないといけないので同意書にサインしてください」と言ったりと、病人にも配慮した言い方や態度などを取る医師が当然多い。つまり、病気9：病人1くらいの割合で診ていることが多いのである。一方で、よく考えればナイチンゲールという人は看護師であり、看護師は確かに病気よりも病人を割合として多くみるように教育され、実際にそう実践している。だから、薬の副作用でつらい入院患者さんの話を傾聴したりしてくれるのは大抵看護師で、病気パートは医師が受けもち、病人パートは看護師が受けもつ、みたいな分業制に自然となりがちである。その分、医師と看護師のすれ違いというのもしばしば起こり、患者さんが歯が痛いと言っていて疼痛時に飲める薬を出してあげてほしいと何度も主治医に電話しているのに、一向に薬を出してくれない、と看護師が怒っているという場面はよくみる。医師は別に出さなくていいと思っているわけではないが、「病気」と関係のない痛みだったりすると「あーそうなのね、後で出そうかな」と思ってそのまま忘れてしまう、みたいなことがあるのである。

それから身体の患者さんを扱っている一般病棟を、コンサルタントの精神科医として回診し不眠の人とかの診察をしていると、看護師から患者の対応のことでしばしば相談を受けることがある。例えば夜の間じゅう大騒ぎをしてひどい暴言を言ってきてこちらの精神にこたえてしまうとか、そういう相談なのだが、これも「病人」として診ているために看護師がしんどくなっているケースというのが非常に多い。

例えば「お前みたいな若造に何が分かるんだ死ねチビが」とかそういうひどいことを言われ

るわけで、それは当然傷ついて然るべきである。しかし、一人の人間に言われたと思うと余計に傷つくわけだが、多くのケースでは、認知症にせん妄などが重畳《ちょうじょう》していたり脳卒中後であったりする高齢者が患者である。こういうときに私は「『せん妄』あるいは『前頭葉機能損傷』に伴って、通常は抑制できる言動が抑制できないのだな、少し身体が良くなってせん妄も改善してくれれば精神的にも落ち着いてくるかな」といった病気のメカニズムを主に考えているので、通常はむかついたり傷ついたりといったことにならないことが多い。

一方で、「病気」として診るのが難しい人もいて、それは明らかな「病気」の構造が見えづらい人である。例えばパーソナリティ障害というのは、ある特定の性格上の偏りを示しており当人や周囲の人が困っているときに診断される「病気」だが、脳の抑制機能が低下し、出合《であい》頭《がしら》に「ブサイクがっ」と怒鳴られてしまうみたいなことはないし、明らかに幻聴に支配されて一人でぶつぶつ呟いているということもない。普通に話もできるし、明らかに異常という感じがしないので「病気」よりも「人」の側面のほうが圧倒的に前に出ている。

しかし、いざ関わってみると、障害によって自己評価がものすごく不安定だったり、現実的な感覚が著しく不足していたりするため「それは大変でしたね」と言った瞬間に「私のことを馬鹿だって言ってるんですか！」とどこをどう取り違えたかまったくわからない誤解をされて怒鳴られたりすることがよくある。そうすると、「いやいやそういうことではなく、とてもお辛そうだったので」みたいなことを言いたくなるが、今度はそれも誤解してまた怒鳴られたり、みたいになる。こうすると、「一体なんなのだこの人は」とむかついてきて、こちらが「ちょっとあんたね」みたいなことを言いたくなってしまうということはあるし、言ってしまう医師は少なくない。実際、対応は難しい。「病人」が前景に立っているが、あえて、「病気」に視点を移す技術が必要である。

初心の精神科医がミスりがちなのは、病気の構造が見えるけれども、人間として関わることが治療的に働くようなタイプの「病気」で、こういうのは神経症という。ある程度パターンがあるのだが、身体の病気と同じように「病気9：病人1」の割合で薬を投与し、よくならなかったらまた別の薬に変更するということを延々とやっていても良くならず、こういう人には「病気」の構造が見えて「病気」が前景に立っているけれども、診るのは「病人」というふうに切り替えないといけない。

かくして「病気を診ずして病人を診よ」は正確ではなく、またよく言われる「病気」も「病人」も診よもやや肌理《きめ》が粗く、現場では「病気」と「病人」のどちらにより視点の比重を置くか、みたいな判断を都度していく必要があって、これは医学部で習わなければ、研修医でも習わない。精神科医になり、さらにこの辺りのことに関心をもたないと気が付きづらいことではあるのだが、意外に医師が持つべき必須の認識なのではないかと思っている。

前章との関連で考えてみると、前章は、医師側が、「医師」として関わったり「人間」として関わったりというジャケットダンスの話であったが、今回は患者側を「病気」としてみるか「病人」としてみるか、という話で、ペアダンスなどで相手がジャケットを脱がせたり着せたりという踊りがあるかどうか分からないが、そういう感じだろうか。いや、どちらかといえば、お婆さんに見えたり若い娘に見えたりする騙し絵を見ている感じに近いかもしれない。お婆さん↓娘↓婆↓娘、と細かく見方を切り替えるように、病気↓病人↓病気↓病人と切り替えるのである。

本書と同時期か、前後して発売になる『病気であって病気じゃない』（金原出版）という書籍はまさにこの辺りの話をもう少し丁寧に考えて一冊にしたものである。興味がある場合、もしくはそうでない場合はぜひ本書と併せてお読みいただけると幸いである。

守護霊論

目が覚めると試験当日の朝7時。夜早く寝て深夜2時に起きて一夜漬けでやろうと思ったのに寝過ごしてしまったらしい。慌てて学校に向かいながらひとまず出そうなところだけでも、と思って教科書の目についたページをとびとびに暗記していく。範囲は膨大、赤点は免れないか。しかし問題用紙をめくると、驚くべきことにさっきたまたま見たところばかり出て、赤点どころか成績優秀者になってしまった。

＊

今日はアプリでマッチした女性とデートの予定。見た目も好みだしやりとりした感じ性格も良さそうで、ひょっとしてひょっとするかもしれない。しかし今日に限って仕事がどんどん舞い込み残業が確定。待ち合わせ時間を3時間は過ぎてしまうことが分かってリスケをお願いしたけど未読無視。チャンスを逃してしまった。数日後、連続殺人犯逮捕のニュースで見たことのある写真が映っていた。アプリの女性のプロフィール写真だ。女性は、アプリで出会った男性を言葉巧みに誘導し、自宅で殺害する異様な趣味を持っていた。

＊

などというのは別に私の体験談ではないが、こういう話を聞いたとき、どう考えるだろうか。「運がいい」というのが一般的なものの見方だろうが、より個人の能力に近い視点で語ってみるならば「無意識に危険や正解の方向を察知できる能力がある」みたいなことは言えるかもしれない。逆にもっと個人の能力と離して考えるのであれば「守護霊が強い」とかそういう言い方もありかもしれない。

どのような言い方をするにせよ、人間を相手に仕事をしていると「どうしてそんなにタイミング良く●●が起きるんだ！」とか「この人あまりにいいこと／悪いことが重なりすぎだな」とかそういう現象をみることがしばしばある。なんというか、自分の家族や友達を見ているだけでは観測し得ない超常現象を起こしている人がときどきいるのである。

それぞれの出来事が完全に独立していることがポイントで、例えば父が脳梗塞で倒れ、その介護で母が精神を病み、二人の世話をするために都心と田舎を往復し続けているうちに車をガードレールにぶつけてしまった、みたいな話は、それぞれ連関があるので、この現象にカウントしない。

あと、よくある例として、夫が浮気をして大変なのに、母は認知症で介護が必要だし、息子の部活ではコーチが生徒に暴力を振るって問題になっているし、健康診断では尿酸値が高いと言われ、昨日はスーパーに傘を忘れ、冷蔵庫の牛乳は賞味期限が切れていた。本当にどうしてこんなに不幸が重なるのかしら。と言ったふうに、途中から「それは普通の日常だろ」と言いたくなるような瑣末なことも、夫に浮気をされるような参った精神状態だと不幸がどんどん重なってみえてしまう、みたいな現象もカウントしない。

私はいつも診察の際に、その人の「守護霊の強さ」を臨床的な評価軸として持つことにしている。ちなみにこの守護霊の話は先輩の國松先生が『ヒトヒトリフタリ』という漫画を読んで着想した話を、診療後に毎回行っている振り返りを通して皆でブラッシュアップし、さらにここで記述しながらその考えを発展させたものであることを先に述べておく。

しかし守護霊などというとオカルトめいた話になってしまいそうだが、守護霊の強い人、弱い人という見立てを仮にでもしてみることで、その患者さんとの二者関係を相対化できると私は思っている。

例えばすごい不幸に見舞われ、どうしたらいいのかと絶望している患者さんがいたとして、ひょっとして自殺するのではないかと過度に心配な気持ちがこちらに湧いてきたとする。そこで、入院させた方がいいのか、親御さんに連絡した方がいいのか、薬を増やした方がいいのか、などと頭に浮かぶわけだが、それをする前に、この人の守護霊の強さはどうだ、と考えてみる。

そうすると、この人はこれまで信じられないほどひどい不幸に百度も見舞われ、しかしその度に奇跡的に持ち直してきている「守護霊の強い人」だということを思い出す。そうすると、「あえて何もしない」という選択肢が頭に浮かび、ふだんよりも自分がこの人をなんとかしないとと過度に思っていたということに気がついたりする。さらに人と関わる際に「相手に自分を心配させる」というパターンをふだんからとっている人なのかもしれないな、ということすら頭に浮かぶ。人の理解が進む。

逆に「守護霊の弱い人」だと思った場合も、であれば、この人は自分では本当に立ち直れないかもしれず、サポートを入れないといけないから訪問看護に頻回に様子を見に行ってもらおう、とかそういうジャッジに繋がることになる。実際にどうなるかはともかく、守護霊の強い・弱いはこうしたジャッジの材料になるし、その守護霊が強いか弱いかの見立てのなかに、すでに本人の未来がまあまあな精度で占われているとも言える。

しかしこれは、守護霊が強い・弱いと考えることがオカルトではないということを主張するために一応した説明であって、実際にオカルトとしか思えないほど守護霊が強い人というのはいる。例えば大谷翔平という人は本人も最強だし、守護霊も最強なのでおかしなことになっているのだろうと思うし、実力派シンガーソングライターでビジュアルもいいのにまったく売れていない人みたいなのはよく聞くが、あれは本人は強いが守護霊が弱いのだろうし、大事故に遭うも一人だけ生き残った人は守護霊が強いんだか弱いんだかよく分からない。

もし自分が守護霊強いなと思うのであれば、失敗できない場面でも守護霊に任せればうまくいくと考えられるから緊張しないで済むわけだし、自分が守護霊弱いなと思うのであれば、守護霊に任せなくていいように事前に手を打てるかもしれないし、身の危険は自分で察知しないといけないと思ってそういう神経が発達するかもしれない。

では守護霊の強さを見立てるということのネガティブな点はどこにあるだろうか。

まず、特に根拠はないのにもかかわらず未来を限定してしまうということがある。それが良い未来であれば良いが、そうでなければどうだろうか。例えばこの本を読んでいる読者が不幸続きだった場合、自分の守護霊は弱いから今後もいいことはないのだと思って悲観してしまう可能性はないだろうか。多かれ少なかれそういった思考をすることはあるかもしれないが、守護霊というのは、その言語化していない嫌な感じに実体を与える概念になる可能性がある。

精神科医としてはどうか。守護霊が強い・弱いと簡単に言ってしまうことは、本人に堆積してきた心の歴史から目を背けることになりうる。「守護霊」について考えるということは、その人に起きたことが良かったか・悪かったか、というレベルでのみ人を捉えるということに他ならない。良くないことが続いたことが、本人にとってどういう体験だったか、今の本人の心にどう影響したか、そういったことが、実際に介入するにあたっては重要であって、守護霊の存在は、その点に目を向けることから逃れる一つのツールになりえてしまうことは認識しておいたほうが良いだろう。それに、私が十分ではないにせよ人生をうまくやってきたから、守護霊の強さで考える、などといった楽観的なことを言えるのだろうと思う。そう考えたとき、私は自分が倫理的でないと思う。倫理的でないと思うと同時に、でもこれが分かりやすいんです……とも思っている。

真面目に後半考えてみたが、本当に一部の人は守護霊でしか説明つかないんだよな……という気持ちがまた盛り上がってきて、しかしあまりどうしてなのかとか考えるとスピリチュアルに傾倒してしまいそうなので、守護霊で今述べている現象は、いつかもう少しまともな説明をつけられるのではないかという気持ちでいたいと思った。

私は34年も不自由なく大禍にも見舞われずに生きているのでたぶん守護霊は強いはずで、だからきっとこの本も売れるはずである、などと調子に乗ると守護霊はこの本が売れない方向に誘導し私を奮起させるつもりだろうから、この本が売れないほうが奮起してもっといい本を書こうと思うだろうから売れないといいなあと大声で叫んで守護霊を欺《あざむ》こうとしている。

七瀬ふたたび

筒井康隆『七瀬ふたたび』（新潮社）が好きで、何が好きかといえばストーリーが面白いのもあるが、いろいろな超能力者が出てくるところがいいなと思う。「人の心が読める」とか、「少し後の未来が見える」とか「時間を移動できる」とか「念力でものを動かせる」とか、それぞれの役の人にそれぞれ超能力があり、それができたらいいなぁという心をやたらくすぐられる。とここまで書いて、だったらドラマ『ＳＰＥＣ』のほうが今風だったかもしれないと思ったのだが、まあよい。最初に思い出したのは『七瀬ふたたび』なのだ。たしか冒頭に列車の事故を青年が予知し途中で列車を降りるというシーンがあって、私は特にこの能力が欲しい。一番いらないのは「念力」で、直接触れていない物体を動かしたり壊したりする超能力なのだが、これはあまり使うところがない。崩落したビルのなかに取り残されたときや監禁されたとき、街でストリートファイトを挑まれた時など、かなり生命が差し迫ったときには有効かもしれないが、平時は使いどころがあまりない。

次にいらないのは「人の心が読める」能力だろう。統合失調症の人に「人の心が読める」という症状があることを思い出すが、そういう病的な体験ではなく、実際に人の心が読めてしまったらどうだろう。大抵の人間というのは、ある人に対して好きなところと嫌いなところを持っているものだが、それがダダ漏れになってしまった場合、「みんな俺のことを身勝手な人間と思っているんだな……」とか「うわ、この人俺が生理的に無理なのか……」みたいなことが読めてしまうので、すごく嫌な気持ちになり続ける気がする。また、人は思いもかけない感情を人に抱くもので、まさかそんな人がという人に恋愛感情を向けられていることなどもないわけではなく、それがわかってしまった場合かなりきついだろう。生きていく自信がない。知らぬが仏。

「時間を移動できる」能力は、どちらかといえばちょっと欲しい。しまった！　あのときああしていれば……！という場面のときに有用に違いないからだ。しかし、よく考えてみると、時間を移動したいことというのが正直あまりない。あっても、Uber EATSで頼んだ店がまずく、別の店を選んでおけばよかった……！とかその程度で、その程度のことに超能力を使うのは人として良くない気がする。やはり使いどころは有事で、例えばうっかりとんでもない医療事故を起こしてしまったとか、交通事故で人を傷つけてしまったとか、そういうことがあった場合は時間を移動して、同じ間違いをしないようなんとかするだろう。

さて、やはり一番欲しいのは「少し先の未来が見える」能力である。なによりも有事を回避できるというのがよい。先ほどの超能力は有事しか役に立たないと述べたが、有事を避けることのほうが重要である。この電車に乗っていたら危ない、とか、今日は出勤したらいけないとか、今日だけは裏道で帰ろうとか、あらかじめ危険が迫っていることが分かれば有事を体験せずに済む。実際に体験してから時間を移動する能力を使えばよいと思うかもしれないが、死んでしまったら使えないし、トラウマになるような体験をしてから時間を移動したところで、トラウマは残ってしまう。

さて、次に考えるのは実際にこの能力を身につけることはできないのだろうか、ということである。武道の本などを読んでいると、三脈《さんみゃく》といって、両側の総頸動脈《そうけいどうみゃく》（首の太い血管）と片側の橈骨動脈《とうこつどうみゃく》（手首の血管）を同時に触診し、ばらばらであったら近い将来に危険が迫っているというようなことが書かれている。これが本当だったらすごいことだが、その証明は難しいだろう。もしこれが正しかったとしても、身の危険が迫っていると思って行動を変化させたら、有事にはならない。起きなかったことは分からない。また、身の危険が迫っていて、なにも行動を起こさなかった人は死んでしまっていて、三脈が乱れていたのに行動を変えなかったから有事になってしまった、ということを誰にも伝えられないからだ。

そうすると未来を予知するのは難しいのか……と落ち込んでしまって仕事を休んで家で『バチェラー』とかを一日中みている無気力女子のようになってしまうのだが、そこでハッと気がついた。『バチェラー』という番組は、一人のビジュアルの良い富豪男性が、十数人の女性のなかから一人の結婚相手を選んでいくというゲスいリアリティーショーで、1話ごとに数人ずつ女性が脱落していく。その要領は椅子取りゲームと同じで、次の回に進める女性に薔薇の花がバチェラーから渡されていくのだが、必ずその薔薇の数は女性の数より少なくなっている。視聴者は次にどの女性が落ちるのか、というのをバチェラーの反応などから推測して楽しむわけだが、バチェラーシリーズを見続けていると、誰が落ちるのか、というのが予測できるのである。これは視聴者である私が番組の編集の意図を無意識的に察知しており、脱落する人の分量が微妙に増えていたり、ギリギリで受かる人ほど逆張り的に今にも脱落しそうみたいな編集になっていたりするパターンを知っているためにできることなのだろうなと思う。

最初からこの話をすればよかったのだが、診療でもそうである。あるタイプの人にある薬を投与したとき、次にその患者さんが再診したときにどうなっているかは大抵想像がつく。これを研ぎ澄ませれば予知能力になる。おかしな話だが、研ぎ澄まされてくると、電子カルテの外来の診療リストに名前と性別と年齢と受付時間が出た瞬間に、その人がどういう類の病気で来院したかということが直感的に分かることがある。ついにおかしなことを言い始めたと思うかもしれないが、予測する練習をしていると、ある程度まではできるようになる。100%当たるということはないが「1週間後の天気予報」くらいの精度でなら当てることができる。眉に唾をつけている読者がいるかもしれないが、奇妙なことはしないほうがいい、きちんと眉サロンに行くべきだ。と、そういう話ではない。

研修医のとき、上級医だった國松淳和先生に診察した患者を帰していいか許可を取ろうとして電話でプレゼンをしようとしたところ、名前と年齢、性別を言っただけで「あー、なんか大丈夫そう。帰していいよ」と断言されたことがあって、これもおそらく同じ能力のはずだ。つまりわずかな情報でも、我々には無数の言語化できない情報の蓄積からパターンを抽出する力があるわけで、それは鍛えれば鍛えるほど研ぎ澄まされていくということなのだろう。

正直、名前と年齢、性別だけで内容を当てるというのはややスピりすぎかなと思うのだが(でも予測する練習は、頭の使い方という観点において臨床上は重要である)、ここに問診票が加われば、それはかなりの精度をもってどんな人が入ってくるか予想できるだろう。問診票というのは、みなさんが病院に行ったときに最初に渡される「先週から眠れない」みたいなことを書く紙である。事細かく内容を小さい字で書く人、何も書かない人、内容に比してすごく綺麗で丁寧な字を書く人、誤字だらけの人、など問診票はその人をかなり反映する。よって、大体どんな人が入ってくるかは「明日の天気予報」くらいの精度で当たるのだが、予想もしなかった雰囲気の人が入ってきたときにいつも私はショックを受ける。

数少ない情報だけで患者のことを予想するという行為は、細かく考えていくと、これまでの脳内の患者データ（もしくは人間データ）の蓄積のなかから、同じような人を探してくる、という頭の働きを利用している。つまり、類型に落とし込んでいるわけである。精神医学は常に類型の学問なので、この頭の使い方は非常に精神科診療に馴染みがあるわけだが、一方で、一人ひとりの個別性を削ぎ落として考えるということをしていることにもなる。

予想もしなかった人が入ってきたとき、私の頭のなかの不良が「オレの個別性なめんなよ」と啖呵を切っている様子が浮かんでくる。一人ひとりが違うということを忘れるなと言われたような気になるのである。ただ個別性に目が移る一方で、その予想外の人は新たな類型を構成する記憶のアーカイブの仲間入りをすることになる。よって予測の精度は上がるが、それは個別に考えなくて良いということを意味しない。このあたりの往復をいつも私は考えている。

ところで、診療はともかくバチェラーが誰に薔薇を渡すかの予知能力など研ぎ澄ませる必要がまったくない能力なわけだが、肝心の「その列車に乗ってはいけない」みたいな危機察知能力は何パターンもの大事故に日常的に遭遇しないと磨かれないわけで、日々診療をしているだけでは身につかない。そうすると、やはり守護霊に頼るしかないのか、とかまたスピが入り始めるのでこの辺りで考えるのをやめてしまいたい。

いいひと。

幼いころ、というか20歳くらいまで、自分は性格がいいと思い込んでいた。例えば好きな女の子がいたとして、そのライバル的な人と自分を心のなかで比べてみたときに、あいつより顔は良くないかもしれないけど（あるいはスポーツはできないかもしれないけど）、俺は性格がいいから俺にしたほうが絶対にいい、などと思うなどしていた。

優しい、相手の気持ちを慮《おもんぱか》れる、といったことを「性格がいい」ことと考えていたが、実際のところ自分は優しくもなかったし、相手の気持ちを慮ることもできない人間だということに、大学生の終わり頃か研修医になったくらいでようやく気がつき始めた。

自分勝手なのである。よくTwitterを見ているとモラハラをする夫のエピソードを、モラハラをされている妻が呟いているアカウントというのが星の数ほどあるが、思考回路はまさにあれと同じなのである。つまり他責の反射が私には備わっていた。なにか自分に不快な感覚が発生したとき、自分のせいにするか（自責）人のせいにするか（他責）反射的に考えるわけだが、私の場合は圧倒的他責人間。傍若無人男（19）だった。15年ほどかけて私からはモラみが抜け、今や私からモラ要素を感じとる人は少なくなったのではないかと思われるが、医師、とくに精神科医になったということが非常に大きい。

医師をしていると心を揺さぶられるというか、余裕のない状態で不快な感情をかきたてられることが職務上しばしばある。精神科医であればその頻度はより高いと思う。患者さん相手に限らず、一緒に仕事をしている同僚や看護師、薬剤師に対しても不快になることがある。医師になったばかりの頃というのは職業人ではなく、剥き出しの人間として生きているので、不快が発生したときに、例の自責か他責かの反射が起きて、認知がそういう方向に偏りがちである。私も他責に当然偏ったために、看護師の配慮が足りないだとか、この患者さんは病気じゃなくて性格がおかしいだけだとか、この1000000000年に一度の逸材である偉い俺に指導するほど勉強しとるのかこの指導医は、とかそういう失礼なことを考えており、態度としてはニコニコしているものの、少しくその雰囲気は漂わせてしまっていただろう。

例えば指示通りに看護師が動いておらず、患者さんに予定していた水分量の半分の水しか入っていなかったとする。自分はしっかり指示を記載しているし、口頭でも伝えた、そういうときに烈火のごとく怒ったりした。よく怒ることができたなと今では不思議だが、思い通りにならないことがすごく不快だったということを覚えている。ちなみに、え、と思った人がいるかもしれない。こちらに非があったわけではなく、きちんと指示していたのに看護師が指示と違うことをしたのであったら、それは怒っていいのでは？　むしろ、今後のためにきちんと怒るべきなのでは？と。それはそうかもしれないが、私の場合は、自分の思い通りにことが進まなかったことや、患者に不利益を与えたことで誰かに咎められるかもしれないということを恐れる気持ちから、反射で怒っていた。

あるいはこういうパターンはどうだろう。私が他責キャラではなく自責キャラであった場合である。カルテにきちんと指示をしたと思ったが、よく見ると、少し誤解を招きやすい書き方になっていた。口頭で伝えたといっても、口頭は口頭だから、書き方をもっと分かりやすくして、直接意味を何度も確認すべきだった。悪いのは全部僕だ。患者さんには本当に悪いことをした、みたいなパターンである。

日常生活では、この自責か他責かという反射に基づいてコミュニケーションが生じ、不快なことが起きたときにどちらがいい、どちらが悪い、みたいに話が展開していくことになり、さらにそれに、いや私は悪くない、確かに僕が悪かった、うちも悪かったけどゆうくんにも悪いところあるじゃん、みたいに広がっていく。

医療においても、初心の頃の私のように、ときにこのコミュニケーションレベルでのやり取りが繰り広げられることがあるが、人のせいにすることも、自分のせいにすることも、どちらも診療の益にはならない。なにかが生じたとき、すぐに他責か自責かのどちらかに体重を乗せてしまうことで、実際その場で何が起きていたかを考える機会を失っているとも言えるだろう。

　例えば先ほどの例、つまり水分量の指示が間違って伝わった、という患者を取り巻く医師と看護師の関係性が、患者のこれまでの人生の縮図のようになっていることがときどきある。怒りっぽくて雑な父と、何事も誤解しやすい母の間でいつもすれ違いが生じ、不利益ばかり被ってきた患者が、入院して治療を受けるなかで医師に父役を、看護師に母役を無意識に演じさせた、と象徴的に考えてみることが、行き詰まっている診療を前に進めるきっかけになることがある。今私が看護師に感じているむかつきは、患者のお父さんが感じていたものと同質のものかもしれないと考えてみるだけで、新たな患者の側面が見えることがありうるわけなのだが、とはいえむかつきという感情に巻き込まれながらも、俯瞰的な視点を持って考えをもう一歩進めるのはそれなりにタフな思考体力を必要とする。

　このような職業上身についた思考が日常生活でも自然に生じるようになり、友人に「なんやこいつは」とイラついたときに、待てよ、このイラつきはふだん相手の感じているイラつきなのかも、などと余計なことを考えてしまって、自責も他責もしないうちに、結果的に何事も許しているかのようになりがちである。心の中ではめちゃくちゃ酷いことを思っているのにもかかわらず、待てよ、これはひょっとして、などといちいち考えるようになり、結果的に中立な態度をとるようになったためなのか、図らずも私はいい人と一方的に思われることが増えたのである。患者からそう思われる分にはともかく、プライベートで会う人にも「怒るところなんか見たことがない」とか、「怒ることもあるんですか」とか「優しいですね」とか「話をちゃんと聞いてくれる」とか「思いやってくれる」とか言われるようになり、本当はそうじゃないんだけどなとだいぶ気まずい。

なんだよ、専門的な言葉を用いた謙遜を利用したいい人自慢かよと思うかもしれないが、そうではない。世の中では、言い返さない人や、咎められうることをしているのに咎めない人、やなことがあっても感情に出さない人を、「いい人」と言うのだなと気づいたのである。つまり、心ではなく行動をみて、いい人かどうかは決まる。私は間違っても倫理的な人間ではないし、酷いことを毎秒考え、世にも薄情で利己的なことしか考えていないが、怒鳴ったり人を咎めたり感情を表情に出すことが少ないゆえに「いい人」になったのである。困った話だ。自分をいい人だと心から信じていたときは、実は誰にもいい人だと思われておらず、自分はまったくいい人ではないと気づいたときから、周りにいい人と思われるようになったのである。私は本当の「いい人」になりたい。

と自分で言ってみて驚いた。自分が「いい人」になりたいと思っていることなど今ここに書くまで気が付かなかった。悪い人がいい人になる物語は世の中に溢れているが、本当に悪い人はいい人になれるのだろうか。そもそも悪い人、いい人とはどういう意味なのだろうか。利他的なら、思いやりがあれば、人を悪く思わなければいい人なのだろうか。何が何に対していいのだろうか。と考えると、人間社会において他を優先する気持ちを本来的に持っている人が「いい人」ということにここではなりそうである。しかしそれがなぜいいのか。他人にとって、あるいは集団にとっていいというだけではないのか。他人を優先することや人を立てることが幼い頃からの生きる術になっている人が、誰とでも搾取する――されるの関係に陥ってしまい苦しんでいる様を職業上見ることがあるからか、「いい人」は他人にとって都合のいい人なのではないかとつい思ってしまう。

私は「いい人」にはなれそうにもないが、倫理的な人にはなりたいとずっと思っている。倫理的な人とは何かと考え始めるとまた訳が分からなくなりそうなので、脳内でSMAPの「セロリ」を流しながら今日はもう寝てしまおうと思う、などというと私がZ世代ではないことがバレてしまうかもしれない。

思春期とSNSと私

私はふだん精神科医として病院勤務をしている。一方で、週に1回は、内科外来で内科診療をしている。そこには普通の下痢や咳や腹痛の人などが次々にやってくるが、なかには15歳を超えて小児科の手を離れた思春期の患者もやってくる。どこまでを思春期とするかにはいろいろあるが、ここでは高校生を想定する。

そのさい私は、大抵SNSのことを話題にする。どんなSNSをどんなふうに使っているかということを尋ねるわけだが、当然これは最近の若者の風潮に興味を持って好奇心から聞いているわけではなく、診療情報として聴取している。

といっても、インフルエンザや急性虫垂炎（〝盲腸〟）の思春期患者にはSNSをどう使っているかを尋ねることはまずない。喉やお腹が痛い人にSNSの使い方を聞くのは変だし、診療の参考にならないからである。SNSの使い方を尋ねるのは、心理的な葛藤が身体の症状として出現していると見立てた患者に対してだけである。

「心理的な葛藤が身体の症状として出現する」とは一体どういうことか。例えば、学校に行く時間なのに身体が怠すぎてまったく動けないとか、登校中にめまいとふらつきがひどくて学校に行けないとか、特定の授業が近づくと動悸発作が起こって保健室に行かざるを得なくなるとか、そういうことをいう。もちろん実際に何か内科疾患であったりすることはゼロではないわけだが、大抵は、何らかの言語化できない心理的葛藤が身体症状として表出されているわけである。つまりここでは「学校行きたくない」と身体が述べている。

さて、SNSについての問診が、思春期診療においてどういう効果があるのか考えてみると、一つには、「なんとなくのタイプ」が分かる。ということが挙げられる。この「なんとなくのタイプ」というのは、「なんとなくの平均値」からの偏倚《へんい》によって推し量られる。

例えば私の考える内科外来を身体化した症状で受診する中高生のSNS使用における「なんとなくの平均値」は、InstagramとTwitterは匿名で登録はしているが見る専門、Facebookはやっていない、TikTokもやっていない、YouTubeは結構みている、みたいな感じである。

なんの根拠があるのだ！と声を荒げる人がいるかもしれないが、なんの根拠もない。驚くほどない。会ってきた思春期患者の集積の上に微修正を積み重ねられながら浮かんできた「なんとなくの平均値」である。

だから、「ディズニーで友達と踊った動画をTikTokにあげている」という子がいたら「ふだん僕の診療にこないタイプの子だな」と、その平均値からのズレをキャッチするし、「Twitterで裏垢をつくってパパ活をしている」という子がいたら「普通は内緒にするようなことをあけすけに言い過ぎでは」と思うし、「SNSはまったくやっていません」と言ったら「猜疑心が強くて調べられると思っているのか?」とか思うし、「本当にそうであれば何か理由があるのかもしれない」などと考える。

これは私見であり場合によっては偏見も含むようなものなので公共性は持たないが、こうした仮説を立ててみることで本人の生活を想像したり、性格や対人関係のあり方を類推することはでき、本人を見立てる大きな糸口になりうる。SNSは物差しになる。20年前だったらひょっとして、どんな番組をみているか、ということを聞いていたかもしれない。

SNSのことから派生して、例えばどんなYouTubeをみるのか?といった質問が、ときに患者と手を組む際に役立つことになる。思春期診療をする際に、我々医師が果たすべきは結局親でも教師でもないnew object(片山、1969:小此木、1976:乾、1980)として機能することであり、もちろんこれは、意図的にそう振る舞うこととは区別されるわけだが、例えば本人は大好きだけど大人はよく知らないマイナーなYouTuberやアニメの声優、K-POPアイドルなどを医師がよく知っていれば、それだけでちょっとこの人は違うかもしれない、分かってくれる人かもしれないという印象を抱かせるかもしれない。

思春期くらいだと、世界が学校と家しかないことがしばしばあり、学校で人間関係がうまくいかず、親にも分かってもらえないと思った瞬間に、簡単に追い詰められてしまう。内科外来には、追い詰められて具合が悪くなった瞬間の思春期患者がやってくることが多く、ある程度こじれにこじれてから来院することもしばしばある精神科外来とはそこが異なるような気がしている。

なので「大丈夫や、あんたのことは俺が分かっとるで、そのまま突っ走れ！」と謎のエセ関西弁を喋る、家でも学校でもないけど頼りになる人として医師が一時的に機能すれば、本人を取り戻してまた元の生活に戻っていける患者が多いのである。

とはいえこのやり方は諸刃の剣とも言えて、思春期患者に同一化しながら診療する態度は、必要以上に患者を退行［幼児的になること］させ、医師自身の未解決の葛藤に患者を巻き込んだり、逆に患者の葛藤に巻き込まれたりしやすいことが知られているし、実感としても十分感じていることである。

例えば反抗期がなかった子と聞くと、大人になるまでずっといい子だったよねーみたいな話になりがちである。私自身も小さい頃から菓子やカクレンジャーの人形がほしいあまり道で寝転んで買って買って買って──‼と叫ぶ、みたいなことは一切しておらず、また今度ねと言われたら100％素直に応じていた。もはやそういう記憶もしっかりある。

中高時代は周囲全員の顔色を窺って、親にも教師にも友人にも好かれるように振る舞っていた。その頑張りの副次的な産物として、激烈に成績が良くならざるを得なくなり、現役で公立大学の医学部に合格したわけで、だからこそ今の自分があることは間違いないのだが、とはいえ自分は反抗期を通過していないのだなということについて、つい考えてしまうところはある。

親が敷いたレールからはみ出そうになっている子がいたとして、親が本人を叱りつけながらそのレールに強引に戻そうとしている場面をみると、この子がせっかく自分で自分の人生を送ろうとしているのに、何を考えとるんやこの親は、とか思ってついイラッとしてしまう気持ちが出てくることがしばしばある。

そしてその0秒後に、これこそ「医師自身の未解決の葛藤」なんだろうなと気づいたりもする。

いずれにせよ、そういったものに巻き込み巻き込まれるリスクを負うような〝近間〟で関わるのか、あるいは親や教師と似たような存在とより思われるようなおっさんとして〝遠間〟で関わるのか、医師の数だけ無限に間合いというものはあると思っていて、重要なのは、おそらく担当した医師のその人らしさが自然に現れる〝間〟であることと、医師として自分はここでどういう態度で患者に会っているのか、ということを意識し続けていることの二つである。
心から心配する温かさを持ちながらも、ああ、このやり方はちょっと近間すぎるなとか、遠間すぎるなとか、役割を演じる冷たさも同時に必要で、心が温かいだけでは巻き込まれてしまうし、役割を演じていること、装っていることに関しては、思春期の子のほうが大人よりもよっぽど敏感だから冷たいだけでも勘付かれてしまう。自然な間合いまで自分を晒し、本当に心配していると同時に、大して心配していないという矛盾した心理状態を保つことが、比較的普遍性のあるスタンスとして多くの治療者に受け入れられやすいのではないかと思う。

文献

片山登和子：発達的にみた青年期治療の技法原則、精神分析研究、1969，15-5；1-6
小此木啓吾：青年期精神療法の基本問題、1976（笠原嘉編：青年の精神病理I、弘文堂）
乾吉佑：青年期治療における〝new object〟論と転移の分析、1980（小此木啓吾編：青年の精神病理II、弘文堂）

（第2章）破れ身の臨床

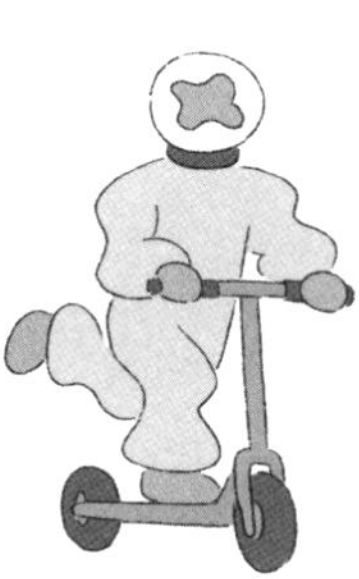

破れ身

過日、作家の紗倉まなさんが新しい小説集『ごっこ』（講談社）を出すということで、尾久の『偽者論』（金原出版）の宣伝も一緒にさせてもらいつつ対談をする、という運びになり、紀伊國屋書店新宿本店の最上階でオンライントークイベントを執り行った。

お互いの作品を読み込んできて、それぞれの感想や、そこから連想されることなどを1時間語り合い、最後は対談のテーマでもあった〝ままならない恋愛〟についてのお悩み相談などにも回答しつつ楽しく終わったのだが、すべてが終わって家に帰ったときに、はて、私は一体何者なのだろうか、と急に疑問が生じた。

突然そのようなゴーギャンめいたことを考えだすのはたいてい睡眠不足や疲労が溜まっているときで、答えのない問いについて悶々と考え、Twitterに「はぁ、ぅちってなんなんだろ」とだけ意味深に呟こうと下書きをしては消し、下書きをしては消しているうちに寝落ちし、朝になって、危うく2007年の女子高生がmixiに書き込むようなことをアップロードするところだった、と恐ろしい思いをするというのが定番なのだが、今回はそういうのとも少し違った。

すなわち、私は精神科医としてあの場にいたのか、それとも文筆家としてあの場にいたのか、というのがけっこう曖昧だったなと思うのである。

んなことはどうでもいいんだっつってんだよ、と長瀬智也さんのようなワイルドな口調で呟いてみたが、近くに座って仕事をしている同僚は誰も反応しなかった。私の口調に長瀬智也さん風味を感じているのは私だけであって、同僚は私の口調に私風味を感じたはずである。何を述べているのか自分でも分からなくなってまた悶々としてしまうのだが、ああいった対談のような場では、どのような立場に立つかということで、けっこう発言する内容が変わるのではないかと思うのである。

『偽者論』は「学術論文と小説と随筆の混ぜ合わせ丼」（町田康「婦人画報」2022年12月号）というようにジャンル不明な書籍であったが、『ごっこ』は紛れもない小説であり、そういうところから、小説の内容や、小説の書き方であったりについて質問したり議論したような記憶がある。つまり、文筆家的な立場から発言していた訳である。

この登場人物の人格がこのようなことになっているのはきっと幼少期のお母さんとの関係に

由来しているんでしょう、とか、私の患者さんにもこういうタイプの人は多くてね、などと話し始めれば、これは精神科医としての立場から発言するということになる。しかし、けっきょく文筆家的なところに終始していたわけで、そこは一瞬の空気感というか、そっちで話すべきだろうと判断した根拠が無意識的にはおそらくあって、それは、視聴者のなかに間違いなく自分の患者がいるだろうなと思ったからに他ならない。

精神科医として公共の場でした発言は、意図していなくても患者さんには尾久からのメッセージとして伝わる可能性がある。例えば私が「朝は早起きしたほうがいいですね」と精神科医として発言したとしたら（そんなこと言わないが）、自分の患者さんは「え、早く起きろってコト？」と鉢割れという人の口調で思って、しなくていいのに毎朝早く起きようと実践し始める可能性がある。そこに、勝手に診療が発生してしまっている。

もちろん文筆家として発言したところで、それは尾久の発言なわけで、同じように受け取れることはあるわけだが、冒頭のシーンをどう描くか、とかそういう話は明らかに精神科の現場からは遠い話であり、診療が勝手に発生しづらい。とはいえ、私の書いた詩や小説を読んで、何か自分のことを書いているのではないか、私のこともそういうふうに思っているのではないか、などといった空想はおそらく発生するだろうから、意図しないところで診療が発生することは、私の場合はもはや避けられないのかもしれない。

精神科医の基本的な態度として、あまり自己開示しないように、ということが後期研修医になると教えられる。後期研修医は、患者さんには個人情報は言わないほうがいいんだなというふうになんとなく理解する。「いつでも連絡していいといって電話番号を患者に教えたところ、毎晩100件以上電話がかかってきて大変なことになった先輩がいた」だとか、そういうトンデモ系エピソードトークがその根拠として語られがちだが、この態度には学術的背景があり、精神分析的な治療者が身につけるべき「分析の隠れ身」（Kubie、1950）が形を変え、よりフランクに述べられているのだと思われる。

「隠れ身」とは、精神分析の場面で患者が自由に連想し治療が促進するには、治療者は鏡のような存在であるべきであって、治療者自身の生身の人間としての特徴がなるべく現れないようにするという姿勢を意味している。ただ実際は着ている服やら表情やら部屋の調度品なんかから治療者個人の匂いというのは立ち上ってしまうわけで、完全な「隠れ身」は不可能なのだが、それでも守りましょう、という態度が古くからある。

一方でこれに対して治療者の現実条件である「破れ身」（小此木、1976）が治療に影響を与えることもある。すなわち、前述の着ている服だとか結婚指輪とか、診察をするだけで患者に分かってしまうような治療者の現実的な側面が、どう治療に影響しているかということは、別に精神分析に限らず精神科医療全般で必要な視点だが、この「破れ身」の、「破れ」の面積はたぶん昔よりも大きくなっている。

すなわち、今はインターネットやSNSが発達しているため、担当医の名前を検索するとTwitterくらい出てきてしまう。そこでは担当医が何を呟き、何をいいねして、何をリツイートしたかまで短時間で分かってしまう。当然私の名前を検索したらTwitterもInstagramも出てくるし、横浜市立大学医学部剣道部時代の写真も出てくるし、直ちに私の書籍を購入することもできる。もちろんこの本も読めてしまう。ダメージジーンズのダメージが大きすぎてほとんどジーンズ地の布を腰の周りにまとっているだけレベルの破れ身である。

じゃあすべて書籍を発禁処分にしてSNSは垢消しすればいいかといえば、それをしたって平成15年の杉並区の中学テニス大会結果とかは出てきてしまうだろうし、そもそも論文とかはずらずら出てきてしまう。そういう現実がしょうがなく存在している、というところから始めるしかないのではないかと思うのである。

この章では私が晒している破れ身について考えてみたい。今まで議論されてきたことの延長に定位できるものもあるだろうし、そうではないものもあるだろう。精神分析ではなく精神科の一般診療という状況にすると、余計に過去の蓄積はそのままの形で援用するのはひょっとして難しくなるかもしれない。どちらかといえば学校の先生と生徒とか、アイドルとヲタクとか、そういうこちら側とあちら側のある職業に通底する話になってくるのかもしれず「禁断論」についてと言い換えるのが適切かもしれない。

ところで辛すぎて記憶から消していたのだと思うが今思い出したのは、オンライン配信が終わった後、紀伊國屋のウェブページに載せるPR動画の撮影という時間があったことである。紗倉さんは当然慣れているのでさらっと自著の紹介をしており「さすが」と思ったのだが、なぜかその後「じゃあ尾久先生もお願いします」と言われて、私はカメラに向かって「紀伊國屋ウェブページをご覧の皆さん、こんにちは、尾久守侑です」などとCDTVや王様のブランチといった芸能番組でしか通常見ることのないアーティスト風の挙動を尤もらしく行わざるを得ず大変に恥ずかしかった。

イベント直後の高揚感もあってその瞬間の気持ちはアーティストだったのだが、帰宅後によくよく考えてみれば自分はアーティストでもなんでもない一般人であるという事実に気がつき、その動画すら破れ身になってしまうのかと思って絶望したのだが、かえってアーティスト役を演じているふうにみえるので意外に隠れ身になっているのではないか、と考えているうちに何が破れていて何が隠れているのかよく分からなくなってきてしまった。ちなみにその動画は未だ掲載されていない。

文献

Kubie, L: Practical and Theoretical Aspects of Psychoanalysis. International Universities Press. 1950

小此木啓吾：青年期精神療法の基本問題、1976（笠原嘉他編：青年の精神病理Ⅰ、弘文堂）

ほとんどが無名

　私はavexの所属ではなく、HYBE LABELS JAPANの所属でもなく、国立病院機構*に所属するただの一般人なのだが、それでもときどき「サインをください」と言われることがあって、それが恥ずかしい。

　当然本を出したりしているので、読者に著者がサインをするというのは普通のことなのだけれども、とはいえサインというのは「きゃあああああああああああ」と叫ぶファンが周囲に1万人くらいいるなかで、サングラスをかけたスターがサラサラっと書いて回る、みたいなイメージがあるので、それを自分のような一般人がしているということに違和感がある。

　私のしているサインというのは、どちらかといえば、「えー！　音楽やってるんだ！　将来有名になったら自慢していい？」といいながら同級生が半ば冗談で求めたサインに対して「お、おぅ」みたいに照れながら自作のサインを書いているまだ1㎜も売れていないバンドマンみたいなカッコ悪さの雰囲気が漂っている。

完全なスターが10として、1㎜も売れてないバンドマンが1としたら、ちょっと良さげに見積もっても2とか3くらいのサインである。なのでいまだにサインをくださいと言われると、この人は本気でサインが欲しいのか、それとも2か3のサインと知って私を馬鹿にするつもりで敢えて頼んできているのではないか……?という被害念慮を抱いてしまうのだが、それはそれで辛いので、最近は思い切って5くらいはあるよ俺、という雰囲気で自信をもって5のサインを書くことに決めている。

さて、友人や、3人くらいはいるであろう純粋な尾久の書籍のファンからサインを求められる分にはいいのだが、いつも迷うのは患者さん、もしくは患者家族にサインを求められるときである。

詩集を上梓して詩人としてデビューした年と、精神科医になった年が同じなので、担当患者の病室に行ったら尾久の詩集や医学書が並んでいたとか、患者家族が退院時の面談で書籍へのサインをお願いしてくるとか、外来で「先生、買いましたよ!」と言って患者が書籍を持ってくるとか、そういうシーンには少なくとも100回は遭遇している。なので、これはもはや日常診療のなかの一場面であり、考察しなければならない一つの状況であると考えるようになった。

これは診療という枠をとっぱらってもそうなのだが、恥ずかしい。まじめにもっともらしく話をしている状況で、突然「国境とＪＫ」みたいなタイトルの詩集が出てくると、これをわざわざ詩集に興味もないだろうに買ってくださったのか、と申し訳ない気持ちになるし、より際立って2か3の人間であるという気にすごくなる。

診療、という観点から考えると、サインをすることにはさまざまな心理学的な意味が発生してしまうだろう。サインをすることで診療に悪い影響が出てしまうのではないか、という心配を最初に思いつく。具体的には、医者—患者関係に、著者—読者とか著者—ファン、みたいな別の関係を持ち込むことになってしまうことで、「治療者」というよりも「推し」「リアコ」「憧れの対象」みたいに医者を捉えるようになってしまい、それは治療が滞ることに繋がりうるのではないかと思うのである。

一方で、すべての診療に悪影響が出るわけではないことも確かで、例えば精神分析のように、医者と患者の二者の関係を濃厚に治療の俎上にあげていくような方法では、サインを書くことは治療関係を混乱させてしまう可能性があるので望ましくない気がするが、地域の精神科病院のデイケアに通っている患者が「先生買ったからサインしてよ！」みたいなノリでサインを求めてくる場合はむしろ書いたほうが治療的、ということもあるかもしれない。同じ病院の同じ外来で診ている患者でも、サインしないほうがよさそうな人と、しても大丈夫そうな人がいる。

さらに、しないほうがよさそうなのになんとなく雰囲気でサインしてしまったけど何年も経って結果的にあまり問題なかった人、みたいなケースもある。精神分析に近い診療ほど、「境界侵犯」というニュアンスが強いので禁忌に近いわけだが、やや遠い診療の場合がやっぱり難しい。

これはどれくらい自分の話をするか、自己開示するかという話と近い部分がある。自己開示することで親近感が増し、より親しみが湧いて治療関係が良くなる、というのはごく一般の感覚で、無視できない真実が含まれている。一方で、自己開示をすることで、予期しない生々しい側面を治療者にみてしまって混乱をしたり、といったこともまたある。このサインすべきかしないべきか問題は、散々考えてきて思うのは全部しないに統一するのも、全部するに統一するのも思考停止にすぎず、明らかにしないほうがいいときと、したほうがいいときが存在するだろうということくらいは言える。

まあ、いろいろ言ってきたが、大概の場合私はサインをしている。サインくらいすりゃいいだろ、その程度でどうにもならねえよ、という常識的な感覚もやはり馬鹿にはできないと思っていて、基本はそう思っているけど、サインをする際になにか「あ、やだな」と感じる場面が生じたときに、その感覚が生じたこと自体を診療のヒントにすればいいのではないか、というのが今の結論である。

ところでもし私が、えげつないほど著名人になってしまった場合はどうなるのだろうか、ということを空想する。そんなことはまずないわけだが、タモリさんくらい世間の人に認知されてしまった場合、10のサインはできるが、治療にはならなくなってしまうのではないかと思われる。

そういった極端なケースを考えると、治療するためには自分という人間が世間に公開されていないほうがいいと思うのだが、10のサインになることはおろか、5のサインになることすらないのではないか、という気がする。というのは、私と会った患者というのは、私と会った時点では私が本を書いたり詩を書いたりしている人間であることは当然知らない。後でネットで検索することで初めて「へー、本を書いているんだ」とか知るわけである。

大して売れる本を書いていないから、というのはもちろんなのだが、例えばこれは、私が今後世紀の傑作を書いて芥川賞だとか本屋大賞だとかをとっても、突如映画監督業も始めてカンヌ国際映画祭にノミネートされたとしても、曲を出してビルボードチャートにランクインしたとしても、関取を兼業して幕内最高優勝をしても、初診で「え、うそ、尾久守侑じゃん！」「え、やば！　握手してもらいなよ」といった反応を患者が示すことはまずあり得ず、ほとんどの人が私の顔を知らず、家に帰ったあと検索して初めて知る、ということには変わらないと思うからである。

にわかには信じがたい話かもしれないが、どんなとんでもない業績を残している人も、ほとんどの人は顔をみて「え、〇〇じゃん！」と認識されるほど有名ということはない。例えばイチローや大谷翔平の顔はほとんどの人が知っていたとしても、昨シーズンのパ・リーグの首位打者の名前を調べて、顔を知っているだろうか。大変失礼な話なのだが、野球のファンでなければほとんど知らないのではないだろうか（ちなみに調べていないので誰かは分からない）。

同様にSnow Manというグループのメンバーが精神科医として診察室にいた場合、「え、Snow Manじゃん」と分かる人がどれだけいるだろうか。もちろんSnow Manの誰かでも違うとは思うが、世に名前と顔が最も知られてそうな目黒蓮くんだとしても、顔を見ても分からない、名前を見ても知らないという人は、別に少なくないと思う。よくテレビを見る人であればそんなの気づくに決まっていると思うかもしれないが、思っているよりも著名人を知らない人というのは多い。顔を見ただけで誰か分かる、名前を見ただけで誰か分かる、などというのは本当に少数で、ほとんどの人は、後で調べられることによって〝遡及的に〟著名人であることが知れると考えて良い。

つまり、精神科医が世間に知られている人であることについて、10の著名人である場合だけが違うのであって、1〜9までは、そう大きな差がないのではないかというのが私の考察である。精神科医でありつつ路上ライブをやっているフォロワー39人のシンガーソングライターも、精神科医でありつつ詩人である私も、精神科医でありつつオリンピックに出場したことのある人も、精神科医として本名でTwitterをやっている人も、同じように後から調べられ、〝著名人〟であると知られ、発信しているコンテンツを見られる。〝破れ身〟という観点からすれば、1〜9でこの構造はまったく変わらない。

そういう意味では、検索しても病院の外来担当医表くらいしか出てこない場合は別として、何らかのコンテンツが出てくる人については、そのコンテンツを患者が見ているという現実を踏まえた上で、診察をしていくという姿勢が問われるだろう。ほとんどの人間は、無名であると同時に有名なのである。

＊今は慶應義塾大学病院に所属しています。

歯が命

「芸能人は歯が命」、という歯磨き粉のＣＭが小さい頃放映されていて、突然そのことを思い出したのは、鏡にうつった自分の歯があまりに茶色かったからである。とはいえ、歯磨きを怠っているわけではないし、毎日歯に茶色いペンキを塗るといった異常趣味があるわけでもない。そもそも自分は芸能人ではないので、歯が命ではない。

しかし、人というものは、歯が茶色いよりは白いほうが、黒いよりは白いほうが爽やかで好印象を相手に与えられることが分かっている。これはペンシルベニア大学の歯が黒い大学生、歯が茶色い大学生、歯が白い大学生を３００人ずつ集めた研究でも明らかで、などと存在しない研究を論拠にするまでもなく、誰でも分かることである。歯は白いほうがいい。

ではなぜ私は歯が茶色く黒いまま放置していたのか、30代になって、もう人に対する気遣いというものすら失ってしまったのか、と自問自答してみると、言い訳なのだがコロナとか関係あるかなと思った。すなわちマスクのおかげで歯を見せる機会というのが相当減ったので、気にしなくなってしまった可能性はあるかもしれない。あるいは珈琲や紅茶を覚醒している間じゅう際限なく摂取し続けているせいもあるだろう。歯は磨いていても着色してしまうということはあるらしい。

気づいてしまった以上、この歯を放置しておくことはできない。芸能人は歯が命なのだ。私はもはや自分が一般人であることも忘れて歯医者の予約をとり、歯のクリーニングをしてもらうことになった。

歯科、というのは明らかに医療なのだがなぜか歯学部でしか習わない。よって医者である私には歯科の知識がほとんどなく、何か訳の分からない恐ろしく痛いことが口のなかで行われるに違いないという医師以外の人たちとまったく同じ空想に震えながら機械式の椅子に座り、クリーニング行為を受けた。

最初と最後にしゅっとした感じの女性医師が登場し、爽やかな説明をしてくださったのでなるほどと合点がいったり安心したりしたのだが、あまり患者になる体験がふだんはないので、なるほどこんな風に不安になったりするし、お医者さんがちゃんとしていると安心するのだなと非常に勉強になる。

というところまではいいのだが、ここからがキモくて、私は帰りの電車で無意識に先ほどの女性医師の名前をGoogleで検索しており、へー、〇〇大出身なんだ、とか、けっこう年下っぽいな、などと小声で呟いていた。

キモ山キモ助、キモキモ島のキモ太郎、キモ・アンダーソン・キモの3人でキモとキモの合い掛けカレーを食べているようなキモさ。俯瞰カメラが自分のしている行動のキモさを映し出した瞬間ドン引きし、直ちに履歴を消して自分は一体何をしているのだと反省した。電車内の乗客全員が咎めるような目で私をみている気がした。私は一体何をしているのか。私は何者か。私はどこへ行くのか。

べ、別に恋をしたわけではないんだからねっ、と声優のように発して、さらに絶望的な気持ちになったのだが、疚《やま》しい下心から検索したわけではない。そうではないけれども、役割としてではなく、なにか個人としてその人を知りたいと思ったがゆえに検索したのだということは分かる。

それは心の距離を近づけたい感じなのか、相手の個人的な情報を密かに覗き見たいのか、パーソナルなところを知って心理的に寄り掛かりたい気持ちがあるのか、自分でも判然としないのだが、こういう気持ちが動くことは別に初めてでもないと思った。ちょっとした関わりを持った人でも、なにかちょっと調べたいというか、知りたい感じが出てきてしまうのである。告白すれば、名前を盗み見てメモをしたことが私は人生で何度もある。もちろん男女問わずである。

翻って考えると、おそらく私ただ一人がキモキモ島のキモ太郎というわけではないのではないかという気もしてくる。というのもふだん診療をしている際に、私は患者のほとんどが尾久の名前を検索しているだろうと予想しており、なんならTwitterの呟きすらもチェックしている可能性があると思っている。さらに一部は私がしたのと同じように脳内でキモ山キモ助、キモキモ島のキモ太郎、キモ・アンダーソン・キモの3人がキモとキモの合い掛けカレーを食べ始め、いたたまれない気持ちになり、そっとスマホを閉じているのではないかと想像している。

実際に「先生って詩人なんですね」などと診察場面で言ってくる人は氷山の一角である。考えれてみればそれもそうだ。私も歯医者さんに「Googleで先生のことを検索しました」と申告はしていない。不気味に思われたくないからである。つまり、ほとんどの人が知っているけど言わないのである。

そうすると患者の診察をするさい、診察室外の文脈を使って考える必要が生じてくる。

例えば、文芸誌に掲載された私の小説の主人公が考えたようなことと、ほぼ同じ内容の話をする人もいるし、エッセイや詩集などで使ったふつうは使われない言葉、などが患者の口から飛び出してくると、それは自分の著述物を読んだ上で言っているのか、それともミラクルで同じ言葉が出てきてしまっているのか（ちなみにそういうミラクルはないこともない）、ということをまず考えてしまう。

実際に患者が読んでいるかどうかはどうあれ、なにか表現物を公開している限り、この邪推というか、連想というのは避けることができない。これは、純粋に診察内で述べたこと、述べられたことのみを材料に、患者と自分の間でどんな心のやり取りが起きているのかを俯瞰して考えていくという、ごく当たり前の診療における思考が困難になっているということを意味する。

さらに驚くことに、これはある意味で逆転の発想なのだと思うが、最近はSNSやYouTubeなどで精神科医として発信し、そこで心理教育などを行うことによってそっちも治療というか診療に役立てようとしている人すら登場してきている。それが診察室での診療にどういう影響を及ぼしているのかは分からないが、私にも起きていることがより拡張された形で発生しているのではないかと予想する。

患者が医師の著述物を読んだりYouTubeをみることで、仮にその医師がまったく医療情報を発信したり心理教育を行っていなくても、逆にごりごりに発信していても、著作者、YouTuberとしての医師とのバーチャルな関係性がそこには発生する。患者はさまざまな空想を抱く。例えばそのバーチャルで理想化されたイメージを持ったまま、その医師の外来を初めて受診する人というのはいて、こういった患者をどう考えるかについては古くから議論がいろいろあるように思う。

一方で、そもそも関係ができていない状態、例えば私がしたように初診が終わったあとに医師の名前を検索し、出てきた情報をみていろいろなことを思った結果2回目の受診に行かないということもあるだろうし、予約をしようと思った時点で名前を検索し、うわ、ここはちょっと辞めておこうかなとなる場合もあるだろう。もはや治療関係以前の問題だが、表現物を公表することによって、ハナから門戸を狭めている可能性はあるのではないかと考えておく必要はあるのかなと思っており、SNSなどで患者が医師の診察室外のイメージを得やすい今は、これは誰においても考えていないといけないことになる、ということなのかもしれない。あるいは逆に、もはや意図的に何を公開するかを決めておくというやり方もあるのかもしれない。

などと思っていると件の歯科の先生とSNSで共通の知人がおり、一瞬プライベートな部分が垣間見えてしまい、ああ、自分で調べておきながらおかしな話だが、あんまり私的なところは知りたくないなと思っている自分に気がついた。当たり前にすべての患者が自分の情報を調べているつもりでいたが、逆に調べないようにしている人もいるのだろう。私は画面をそっと閉じ、それはそれ、これはこれ、と意識を切り替えて今からまた歯医者に向かう。私の歯は定期受診の努力により30年前の東幹久《あずまみきひさ》のような白い輝きを放ち始めている。

多重関係

私がこの本のほかに今書いている論文は、内科外来で思春期の患者を診る方法についてのもので、それでさまざまに先行する研究を書物や論文で読んでいる。私は週に1回内科外来をやっていて、そこでは身体疾患を患った内科の患者さんも当然くるわけだが、一方で身体症状を主訴にやってはきたものの、その原因が身体疾患にはなく、ストレスなどからくる人というのもやってきて、こういう人には精神療法をやる。精神療法というのはつまりカウンセリングである。

しかし、内科というのは次々体の具合の悪い人がくるので、一人に50分とかかけているわけにはいかず、どんどん診ていかないといけない。なので、普通のカウンセリングをしていては成り立たなくなってしまうわけで、技法の修正をする必要がある。そういったことを論文に書いているのだが、先人というのはいるもので、マイケル・バリント（Michael Balint）というハンガリーの精神分析家（で精神科医）が１９６１年に既にそのようなことを記した書籍*を世に出している。

ということで、それを読んでどんなことをバリントが考えていたか、ということを勉強しているのだが、一読してけっこう驚く。何に驚くのか、それは今との、あるいは日本との状況の違いがすごいことにである。バリントは、家庭医・プライマリケア医（風邪を引いた時にかかるクリニックのお医者さんを一応想定してほしい）に向けて、一般的な内科のクリニックにやってきた患者さんに対して行う精神療法の方法について伝える勉強会をしていた。

そこで相談された症例というのが本に書かれていたのだが、これがなかなか今の日本では考えづらい。例えば、腹痛があったため開業医のＭ医師を受診したＱ夫人という人は、最初は腹痛に対して家庭医としての一般的な対応を受けるのだが、その腹痛が身体疾患に由来しないことがわかってからは、そのＭ医師から精神療法を受ける。そしてそれが終わったあとに、今度は自分の出産分娩をＭ医師が担当するのである。

ちょっとピンとこないかもしれないのだが、これは普通はあり得ないことである。まず、そもそも家庭医が内科疾患もみて、精神療法もやって、かつ分娩も担当する、みたいな話は、どこか離島であったり非都心部ではそういうことをやっている家庭医の先生もおられるかもしれないが、普通はない。

しかしそれだけならなんでもできてすごいというか、そういうことはあるかもしれないくらいで終わるのだが、精神療法をおこなった人の分娩を担当するというのが、一番に驚いたことである。基本的に、精神科医というのは患者とは患者－医師関係以外の関係を結ばないように最初に習う。例えば、患者－医師関係の他に恋人同士、などというのはアウトだし、患者－医師関係であり良き飲み友達、とか患者－医師関係でありながら謡《うたい》の師匠と弟子、とか、患者－医師関係でありながら八百屋とその客みたいなものも、基本的にはアウトとされている。

こういう純粋な患者－医師関係以外の関係があるときに「多重関係」という言葉が使われるが、じゃあなんでいけないのか、どこまでいけないのか、というと、意外にこれが難しい。以前にも書いたが、この多重関係に最も注意を払わないといけないのは、精神療法の場面である。利害関係があると、診療における中立性や客観性が侵される。また、患者－医師関係を利用して、医師が患者を非意図的になんらかの搾取をするということもありうる。例えば、私が推しているボーイズグループのメンバーが外来にやってきて、私の患者になったとする。それで、ふだんお世話になっているので、といって私にコンサートの関係者席のチケットをくれたとする。これは二重関係である。私は心のなかで泣きながら断るだろう。というか、それ以前に担当医になった時点で、患者－医師でありながら、アーティスト－ファンでもあるという二重関係が生じており、誰か別の医師に主治医をお願いするかもしれない。一方でえげつない有名人の場合は、ある意味誰もが二重関係になってしまう。この境界線は難しい。

精神療法が行われない場所での多重関係は許されるのだろうか、例えば内科ではどうか？外科ではどうか？というと、精神科医ほどその辺りは気にしていないことが多い。例えば風邪をひいた自分の子どもを医者である親が診てあげる、ということはあるだろうし、それを多重関係だ！などと咎める人はふつういない。もう少しギリなラインだと、某外科の病棟に入院した患者さんが元気になってお世話になった看護師さんをデートに誘い付き合った、なんて話も過去には聞いたことがある。

精神科医だって、やむを得ず多重関係になることはありうる。例えば地域の病院で働いていたら、いつも行く八百屋の店員が患者だったということはありうるし、患者と同じ高校の出身で共通の友達がいた、とかいうこともありうる。病院の職員のメンタルヘルスを、ということで同じ病院のスタッフの診察をお願いされることだってある。そして前にも書いたが、私の場合は著者－読者という関係も必発してしまう。

相席居酒屋で一緒に飲んだことのある人が患者としてやってきたら、合コンで出会った人が精神科に通院しており同期の医師が主治医だったら、患者－医師として何度か診察しているうちに小学校の同級生だったということを思い出したら、知らないうちに患者とTwitterで相互フォローになっていたら、など、微妙な例は枚挙にいとまがない。

各個人で明確な線引きがあるはずである。例えば、何度か精神的に参ったということで友人から診察してほしいと頼まれたことがあるが、これはさすがに断って別の医師を紹介した。精神的に参った病院のスタッフの診察を頼まれて診察せざるを得ないことは割とよくあるが、本当によく関わっている人の診察は断ることもある。マッチングアプリで待ち合わせた人が患者だったということはさすがにないが、もしそうだったらと空想したことは100回以上あり、その場合は走って逃げるシミュレーションを脳内でしていた。しかしそうすると私はマッチングアプリで100人以上と会っていることになってしまうので、話を盛るのは良くない。ちなみにこれは過去の話で、今はマッチングアプリをしていない。この、過去の話にしてしまえば、自己開示もOKみたいな気がするのは一体なんなのだろうか。十分問題があるような気がするが。20代の男性は通常合コンをするし、マッチングアプリで人に会うし、結婚もする、なので普遍的な話、みたいなニュアンスを、勝手に持っているのかもしれない。ちなみに今私は30代なのになぜか20代のふりをしたが、これはただの年齢詐称であって、医師の倫理としては問題がない。いや、問題はあるか。

話をちょっと戻すと、バリントの本で面白いと思ったのは、そういう多重関係のある家庭医においても精神療法が成立する、というか、そういう設定にあるという現実を出発点として、じゃあどうするかということを考察している点である。

どこまでをやむを得ないとするかは難しいところなのだが、不可避に生じてしまった多重関係は、それを無理に解消させるという方向に考えるのではなく、その多重関係があるという現実から出発し、その多重関係が患者 - 医師関係、さらには今行われている診療にどのような影響を及ぼしているかを考えるという方向性に昇華する方が有用なのかもしれない。

私の場合、著者 - 読者という関係が発生してしまうという現実はもうこれはあるので、「文章」「本」「詩」「小説」「書く」「偽者」「器質」「悪意」など、著作に関係する単語は自分のなかでキーワード登録していて、患者の話にそのキーワードが出てきた瞬間に、これは自分の話をしているのではないか？という文脈で一度は考えてみるようにしているし、それ以外の微妙な多重関係が存在するときは、その関係が今影響を及ぼしているのではないかということを常に考えるようにはしている。

しかしいくらそうやって気を張っても「主治医が元カノと同じ名前」とか「喋り方が大嫌いな友人にそっくり」とか、多重関係とは言わないかもしれないが、見えない別の関係を患者がみているということはしばしばあり、何もかもをクリアにすることなどできないわけで、明らかにやばい多重関係以外は、特に一般診療ではほどほどに考えておけばいいのかもしれないと思ったりもするのである。

＊Michael Balint, Enid Balint. Psychotherapeutic Techniques in Medicine, １９６１（小此木啓吾 監修、山本喜三郎 訳、医療における精神療法の技法——精神分析をどう生かすか、誠信書房、２０００）

二刀流幻視

著者紹介などで、尾久さんは精神科医と詩人の二足の草鞋《わらじ》で、などと紹介されることがときどきあるが、最近は大谷翔平さんの影響か「精神科医と詩人の二刀流で」などと表現されることが増えたような気がする。あるいは内科と精神科の二刀流で、とか、詩と小説の二刀流で、とか、臨床と研究の二刀流で、とか、いろいろなパターンがあるのだが、その度に私は機嫌をよくしていた。

なぜか。それは大谷翔平になったかのような気がしたからである。

世界的なスターと何か肩を並べたかのような感覚、どうじゃ普通の人にはできんじゃろ？と大谷翔平が決して言わない謎の方言で自慢をしたくなるような気分になってくる。ワシは二刀流の尾久、そろそろ情熱大陸から依頼がきても不思議ではないし、一曲もリリースしたことがないのにミュージックステーションに出演することが決まってもおかしくない。日本アカデミー賞で主演男優賞を受賞し、翌年の日本アカデミー賞でまた自分の名前を受賞者として呼ぶという役所広司ムーブをしている自分が脳内でありありとイメージできる。もはや大谷翔平ではなくなっていることにも気づかず、どうじゃ普通の人にはできんじゃろ?という顔をしてレッドカーペットを歩くような足取りで西八王子駅付近を歩いていたところ、おかしい、そういう顔で歩いている人間が他にも多数いるのである。

お前は誰じゃと思って見てみると●●と▲▲の二刀流、などと述べていて、けっ、それのどこが二刀流なんじゃい、ワシの二刀流と同じみたいに思われるやん、やめてくれや、と苦々しいような、寒いような気持ちになる。香ばしいとはこのことか。

他にもあちこちで●●と▲▲の二刀流が跋扈《ばっこ》しており、そして言われたその辺のおっさんが大谷翔平のような精悍《せいかん》な顔つきを真似ていて笑ってしまう。と、ひとしきり笑ったあとにハッとしたのは、どうして自分は大谷翔平と肩を並べていると確信できて、●●と▲▲の二刀流と呼ばれて調子に乗っているなんでもなさそうなおっさんはなんでもないのか、と考えると、根拠は「オレは大谷翔平だから」しかない、ということに気がついた。

つまり、尾久もまた似ても似つかないのに自分を大谷翔平だと思っているおっさんの一人であって、他の人から見れば、寒く香ばしい二刀流を名乗る人間なのだということである。

國松淳和先生との対談本『思春期、内科外来に迷い込む』(中外医学社)で、常に上から目線の医師について「自分を錦織圭だと思い込んでいる」という説が唱えられたが、まさにそれである。私も二刀流と呼ばれたことで、自分を大谷翔平と思い込んでしまっていたのである。恥ずかしい。あほみたいである。そもそも、大谷翔平の二刀流は、投手と打者を両方できるという意味での二刀流で、しかもその能力は投手としても打者としても異次元で、世界の野球の歴史からしても他にベーブ・ルースくらいしか同じことをやった人がいない、というレベルの話なわけである。

あ、そんなことはみんな知っているか、そう、これはあほな自分に言い聞かせているのである。だから医者と詩人の二刀流といっても、医者としては新型の細菌を発見しノーベル医学賞を24歳で受賞し、かつ詩人としては書く詩が、なにがすごいのか誰も説明できないが一行読むだけで人生が狂ってしまうような体験を人に与えてしまうものすごい詩で、たちまち80カ国語に翻訳されてチベットやガーナの子どもとかも暗唱している、みたいな存在であれば、ああ、それはちょっとした大谷翔平ですね、と言ってもいいかもしれないが、まったくそういうわけではない。

一応両方プロといっていいだろうけれども、そのくらいで二刀流と言ったらいけないのではないか、という気がする。いや、確かに原義としては二刀流なのだが、そういう人に二刀流と声をかけると、本人の自己愛を発火させ「俺大谷現象」を巻き起こしてしまうのではないかと思うのである。目を覚ませ。私もあなたも大谷じゃないんだ。戻ってこい！ 戻ってこい！と織田裕二のモノマネをしても元ネタを誰にも理解してもらえない。

私は高校時代、数学で1番がとれないから英語を頑張り、英語もモッチーというあだ名の帰国子女がクラスにいて1位がとれないと分かると国語を頑張り、しかし国語は受験科目じゃないから総合点で1位をとろうと全部を満遍なく頑張り、しかし同級生に今キリンの研究者として著名な郡司芽久《ぐんじめぐ》さんがいて、その人がいつも1位だったので、結局ほとんど1位になれず、じゃあ詩を書いてオリジナルな人間になろうと思った、みたいなこじらせから詩を書き始めたようなところがある。

つまり、ある領域で1番になりたいという欲望がまずあり、それができないと、逃げるようにして他の領域に行き、そこでも1番になれないと、組み合わせ技でオンリーワンになろうとする、という傾向が私にはあるようである。

1番になりたいというのはなかなか恥ずかしい欲望である。なんか、浅ましい感じがする。順位なんてどうでもいい、ただ自分のやるべきことをやるだけなのです。

とか傍点付きで言っている方が明らかにかっこいい感じがする。そういうことを言いたいが、それは「俺テストの勉強とかいちいちしないから。ほかにいろいろやることあるし」などと嘯《うそぶ》いて高得点を取りつつ裏では死ぬほど勉強していた人、みたいな感じになってしまうので、それはそれでダサい。

なぜ1位になりたい欲望があるのかを掘り下げて考えてみると、やっぱり自己愛がいい感じになるからだと思われる。つまり、自分のやることによって自分を満足させていくことができなくて、1位とかなんたら賞みたいななんらかの軸がないと、自分が保証されない感じがあるのだろう。

そんな私にとって「二刀流」はお手軽な自己愛満たし装置だったし、なんかちょっとしたことを二つくらいやっている私と同様の感覚を持っている人にとっても同じだろう。しかし実態は一つの領域で勝負することから逃げているだけで、こういった認識から最近考えているのは、ごまかしなしに専門領域ドン！みたいなものを一度自分を追い込んでつくってみようかなということである。意識高い風にいえば、レッドオーシャンでの勝負というのをもう一度ここに来て逃げずにやるというのは、逃げるのだけうまくなった30代なかばに差し掛からんとする自分にとっていいことかもしれない。大人になると、ある枠内で勝負しなければいけない場面というのは簡単に回避できる。だからこそそこに自覚的になろうという企画である。

ところがまあ、分かるのである。一つのことに賭けてやっても、必ず上がいる。明らかに才能が自分よりある人間が最低100人はいて、歴史上には10000人いる。Aの領域でなんたら賞をとったとしても、Bの領域で一番になったとしても、AとBを足して二刀流にはならない。やっと掴んだ二刀流は二刀流の幻影であって、もっとずっと先にあることがわかる。追い駆けて追い駆けてもつかめないものばかりさ。自然にチャゲアスの曲が口をついて出る私はさして若くないのに、最近メンズメイクを覚えようと思っていて、そんな自分が悔しくて太ももを3回殴った。太ももが痛い。別に何歳だってメンズメイクをやってもいいじゃないか。メンズメイクと俳優の二刀流を目指したっていいじゃないか。そして役所広司の口調を真似して「尾久守侑っ」と自分の名前を読み上げようじゃないか。

目が覚めると私は再び精神科医と詩人の二刀流に戻っていた。二刀流の幻視。私は独立したどちらも異次元の二刀流ではなく、右手の刀と左手の刀の間の時間・空間に立ち上がる力を高めたい。1億＋1億＝2億ではなく、100＋200＝1700を目指したい。そのために、私はなぜ精神科医であって詩人なのか、どちらかではどうして満足いかないのか、そういう私のなかに実体としてあるものを見つめていきたい。

兄役

診療の技術というのは日々熟達されていくもので、去年には分からなかったことが分かったり、思いつきもしなかったことが言えるようになったり、といったことがあって嬉しい。一方で、逆にそういう喜びがまったくなければ診療を続けるのはかなりしんどいだろうし、運悪くまったく得られなかった人が臨床を辞めていくのだろうなというのも思う。

熟達はどういうふうになされていくかと考えると、これは私の場合だが、やはり実践と知識の両方が必要なのではないかと思う。実践だけをしていても、ただ我流になっていくばかりで、自らの偏りによって死角になっている広大なスペースをすべて見逃すことになる。運動選手も知識として理論を知ることでトレーニングの質が向上し、無闇に練習するよりも効率よく技能が身に付くということはあるだろう。この類の話である。

また、知識だけでも意味がない。本を読んでいても、ああこの理論は実際の現場ではああいう感じの人のああいうパターンだな、みたいなことが具体的にイメージできないと運用できる知としては残らない。百聞は一見に如かずというが、逆に一見していることによって、百聞が百見に相当する意義を持ちうる。

大天才みたいな人であれば、実践しているだけで次々に理論を思いついて診療の方策を更新していくことができるのであろうが、大天才ではないので、過去に幾人もの大天才が考えつき、かつ練りに練った理論というのを書籍や論文によって学ぶ必要がある。これはある意味でチートのようなものであって、大天才が練りに練って到達した考えに最初から辿り着いてしまうわけなので、当然知らないよりは知っておいたほうがいい。

ところが問題なのはそういったチート的な考えや技術が無数に存在していて、いくら勉強しても追いつかないのである。実践で困ったことを調べているとき、その困ったことに関連した大天才のチート術を偶然発見し学ぶということがパターンとしては一番多いし、それが効率がよいと思っている。

と話すと、日進月歩で科学は進歩しているので、最新の研究がどんどん更新されているという話かと思う人がいるかもしれないが、直接診療の技術に結びつくような研究というのはどちらかと言えば過去の書物のなかにあり、最新の科学論文などは、医学自体を前進させるものではあるかもしれないが、大天才のチート術のような診療に直接役立つものはごくわずかという印象を持っている。

大天才のチート術にもいろいろあるのだが、特に私が気にしているのは、患者さんのことをどう捉え、どう関わるかということに関する知見である。簡単にいえば、あるパーソナリティの人にはかえって親切にしすぎるとよくないよ、とか、時間を厳密に決めて会った方がいいよ、とかそういう類の話である。逆に、理論のない部分については、どうしても我流というか、人間力で勝負、みたいになってしまうところがあり、もちろん人間力で勝負してどんどん患者さんが良くなればそれに越したことはないわけだが、大抵はうまくいかない。

そして、そのうまくいかない体験というのはすでに100年前とかの精神科医が体験し、その道は通ったらいかんよとか、人間力で勝負すると患者さんはこうなるので、こう考えたほうがよい、みたいなことを発表していることがほとんどである。そういう意味で、私の陥りがちな理論なしの人間力発揮パターンとして「兄的に振る舞う」というものがある。

読んで字のごとくで、困っている患者さん、特に自分より年少の者に対して、ごく自然に「今は辛いかもしれないけど応援してるぜ！」とか「おー、泣くな泣くな、なんとかしてやるよ俺が」みたいな兄的振る舞いを、態度として出したくなり、実際に出すということがしばしばあった。

中高生、まあ大学生くらいまでの患者さんには、この兄的振る舞いが有効なことがあって、それは親でも学校でもないnew objectとしての兄的振る舞いをする主治医を自分のなかに取り入れて成熟していくという思春期にすべき治療とたまたまマッチしていたからであった。問題は、兄的振る舞いが明らかに治療になっておらず、むしろ悪く作用していそうな状況があるということである。

年長、年少に限らず、なぜか俺について来いみたいな気運が私のなかで盛り上がる人がいて、そういう患者さんのやることなすことすべてに「指導」をしたくなる感じがあり、実際に「そうじゃなくてこういうことなんですよ」とか「もっとこういうふうにしないとだめですよ」などと気づいたら述べていて、しかも、いくら心を込めて説得しても相手は「わかりました！」と言うのみで、実際には何一つ行動が変わらず、もどかしくてさらに強く「指導」みたいになってしまう、ということがしばしばあった。

しかし、よく考えてみると、もう少し運動したほうがいいとか、もう少し寝たほうがいいとか、そのことはなるべく考えないほうがいいとか、なんでもいいのだが、それまでは専門技術としての助言を専門家として行っているような気になっていたが、よく考えればその程度のことは正直、精神科医じゃなくても誰でも思いつくということに気がついた。つまり、誰でも思いつくようなことを専門家の名を使って助言していたわけで、それはそれで精神療法としては意味があると思うのだが、それ以上の効果はないのである。

どうも、人間の組み合わせとして、自然と兄と弟（ないしは妹）みたいになってしまう人がいる。それは患者の偏りとして兄的なものを求める心と、私自身の偏りとして弟や妹を求める心が噛みあったために生じるのだと思うが、その本来の相性のままに私が行動してしまった場合、大抵はこれまでうまくいってこなかった患者の兄的な人との関わりをそのまま繰り返してしまう結果になる。

さらに問題なことに、意識的には患者が自らいろいろなことを考えられるようになっていく成熟の過程を支えているはずなのに、無意識にそれを阻害していることがしばしばある。言ってしまえば、こちらにも兄役でいることで癒されている、治療されている側面があるために、患者には未熟で何も分からない弟や妹のままでいてもらわないと困るわけである。よって、無意識に患者の成熟を抑えつけるような関わりをしてしまう、ということをしかねないし、実際にしているということがおそらく私にはあったと思う。

今私にはあったと思う、と述べたが、医師と患者にはそもそも関係性に勾配があり、兄と弟的な関係をつくりやすいため、わりと多くの医師が、ただ人間力のみで勝負したときに同じ関係性になっている可能性がある。これは治療の場面を考えてもそうなのだが、同様のことが部活や習い事などその他の場面でもしばしば起きている。

つまり、指導を受ける側に未熟な弟役を無意識に押し付け、それによって指導をする側が神のような兄役になるという構図を維持し続けないと関係が継続できない、みたいなことはあって、当然のことながらこれは兄の心を安定させるために、弟の野球でも舞踊でもなんでもいいのだが技能が上達しないことに繋がるのである。

少し治療から話は逸れたが、このそもそも患者が医師である自分を癒しているのではないか？という視点を、先達*から学んだことで大きく私の診療における考えは変化したわけだが、こういった過程を経て自らが変化していくことが、熟達への一つの道なのだろうなと思っている。

患者さんの視点に立てばそんな主治医は困る、という話だが、今まで自分は一体何をしてきたんだ、と思うくらい価値観が崩壊し、その瓦礫の上に新しい自分をつくっていくような行為を当たり前のようにしていくのが臨床家なのだろうし、こうして自らの考えを書いてみることも診療行為の一部であると考えるなら、この書籍を書き終わったときに、一番最初に書いた文章をすべて頭から書き直したくなっているほど別人になるような体験をしたいなと思うのである。

＊ハロルド・F・サールズ（松本雅彦 他訳）精神療法・精神分析領域における「献身的医師」について：『逆転移1（所収）』みすず書房

先生のツイートみてます

医師になる前だったり、詩を投稿し始める前からTwitterをやっていて、当初はmixiの延長でくだらないことを書いたり友人と内輪ネタで盛り上がったりしていた。最初のころはお気持ち表明や「ねむ、、」だけのツイートなど、学生らしい思考のダダ漏らしをしていた気がするのだが、どうだかわからない。見たドラマや読んだ本の感想なども書いていた気がして、ひょっとしてお仕事で付き合いうる人の批判や、当時より風当たりの強くなった差別的な発言などをうっかり書いていやしないかと心配になるが、今さらすべて振り返るわけにもいかないのでそのままにしている。

精神科医になって、ほぼ時を同じくして最初の詩集を出したわけだが、ここで私はひとつの葛藤に行き当たることになる。すなわち、詩人として自分の詩集のことについて呟いたり、詩集の宣伝とかをしたいわけだが、それは、自分の患者が見ているかもしれない、という葛藤である。実際に、患者さんの多くは私のツイートを見ている。なんならインスタも見ている。公人風の雰囲気を出しているので普通に実名でフォローしてくる患者さんもいるし、私にはわからない形でそっと見ている人もいるだろう。

現在、私のツイートは著書や掲載情報、イベントなどの宣伝か、ヲタク活動に関するツイートに限られている。数ヶ月に一度、軽躁状態になることがあり、そういうときは思考や行動などを突如開陳することがあるが、とはいえかなり各所に配慮した書き方をしており、各所に配慮しまくらないと気になってしまうがために軽躁状態でない限りはふつうのツイートが困難である。

宣伝とヲタクツイートは安全性が比較的高いために生き延びたのだと思われる。すなわち政治的問題について態度を表明したり、話題のニュースに物申したり、トンデモ医師のツイートを取り上げて批判するなどの行為は危険である。まあそもそもそんなこと自体したことないのだが、四方八方から予期せぬ銃弾が飛んできて、それが引火して炎上ということがあるかもしれない。

しかし宣伝はいいとして、ヲタクツイートを残しているのはなぜなのか自分でもよくわからない。患者さんがみたときに、政治発言をしている医師なんて嫌だなあと思う人数と同じくらいヲタク発言をしている医師なんて嫌だなあと思う人数はいる気がするし、あえてヲタクツイートをすることが良いこととも思えない。

ヲタクツイートを私がするとき、それは私の「破れ身」であり、非意図的な自己開示になりうる。古典的には、精神科医が何者かも分からない人間であることによって、患者はその謎の存在に対してあれこれ空想をし、受療動機と結びつくような内的な対象関係を治療のなかで再現しやすくなるわけなので、ヲタク的な側面が見えると得体の知れない主治医ではなく「尾久」という感じが前面に出てしまい、この診療における効果を損ねることに理論上はなる。

理論上は、といったのは、そのような精神科医が謎の人物であったほうが効果的な臨床状況というのは、頻度が多く（少なくとも週一とか）比較的長時間（50分とか）面接をし、現実的なことよりも患者の内的なことに焦点が当たるような診療に限られており、ほとんどの診療場面がこれに該当しない。ほとんどすべての精神科医の診療は、頻度が少なく、短時間で、現実に焦点を当てて話すことが多いからである。「眠れますか？ご飯は食べてる？」みたいな。

なので、多くの場合、尾久がヲタクツイートをして嫌だなあ、となったとしても、それが大きく影響を与える形で診療に持ち込まれることは少なく、それはそれ、これはこれとして、「今不眠でしんどい」ということについて現実的に話し合う場になることがほとんどである。とはいえ、そういう側面を意識しておくことは診療上重要なのだろうとは思っている。

ところで、実際に気まずいなと思うのは、例えば今病棟の患者さんが死に瀕しており、家族にシリアスな病状説明をしたり、明日がヤマですみたいな話をしているときだったり、外来で患者さんからものすごく辛く苦しいお話を伺って、じゃあなんとか生きてまた来週きてくださいね、みたいになっているときだったり、そういう無茶苦茶苦しい状況のなかに患者さんや患者さんの家族がいる状態のときに、ヲタクツイート、ないしは宣伝ツイートをすることである。

それこそ、その患者さんが見たら「なんなのだ私が苦しいときに」と思うかもしれないなということが頭をよぎって、「ENHYPENのコンサート最高!!!」を「ENHYPENのコンサートに行ってきました。」に微妙に変更するなどしてしまいたくなることがある。そもそもなぜツイートをする必要があるのだ、とすら思ってしまう。

この罪悪感はなんなのだろう。精神科医にだってプライベートの時間はあり、それを過ごすことは罪ではない。SNSに投稿することは? これも別に罪ではないし好きにしたら良い。しかし、時と場合によっては批判をする人がいるかもしれない。例えばコロナの時期などはどこそこに行ったと書くだけで自粛警察のような人がとんできて注意されかねないと思ったので、なるべく書かないようにしていた。しかし、書いたっていいはずである。

多くの、物事を現実的に捉えられる人は、別に医者がプライベートで何をしていようが、きちんと仕事の時間に患者をみていればいいではないかと思うだろう。警察が制服のままコンビニに行ったことを批判した人がいたが、警察だって人間なのでコンビニにいってもいいだろうし、職務中でも行ったらいけないという法はない。これはほとんどの人は理解できることである。

ＳＮＳの批判というか、誹謗中傷に近い言葉というのは、ほとんどの場合、現実的な認識が困難であろう人から飛んでくる。これはこれ、あれはあれと区別ができないためにむかついてしまい、しかも直接批判してしまう。とはいえ、その批判をされると、微妙に胸が痛い部分もあるのであって、ある種間違ってはいないというか、そう言われてもおかしくないなという批判も含まれているところが興味深い。医師は、24時間医師でないといけないという感覚が私のなかで結構強いのかもしれない。私のなかだけでなく、社会的な要請としても強くて、それを微妙に察知しているから、少なくともＳＮＳに書くことはなんとなく気まずいのかもしれない。

なぜ私はTwitterをしているのかと考えると、元を辿れば面白いツイートをして自己表現をしたかったからであって、今は自己表現は書籍などでしているからいいのだけれども、それを宣伝するツイートにいいねがたくさんつくことで承認される感覚を得ることができるというのが大きい。ヲタクツイートについて考えてみると、みんなが大真面目に医療の話をしているなかで誰も分からない趣味に興じている俺、有事のテレ東みたいでおもろいでしょう？みたいな寒い気持ち、逆承認欲求みたいなものがあるのかもしれない。ヲタクツイートは別アカウントですればいいや、という気にならないのが、その証左という感じがする。ただ呟いていたいわけではないのだ。

自己表現という内圧と、患者からの視線という外圧の調整が私のなかではやはり大きく、その結果いまのようなことになっていて、基本的には外圧の方が大きい。全世界に公開する以上、患者には見られたくないが世界には承認されたいというのは成り立たないわけで、このバランスはよく考えた方がいいのかなと思ったりするのである。

そうそうタイトルの「先生のツイートみてます」だが、この「ツイート」は「インスタ」であることもあるわけだが、外来でしばしば患者さんに告げられる。そのとき私は変な表情をしている。どういう顔をしたらいいのかよく分からないのだ。芸能人でもないのに「ありがとうございます」はおかしいし、無視するわけにもいかないから、結局私はいつも笑ったような、便意を我慢している人のような困ったような顔を一瞬浮かべて「あ、ああ」などと微妙な態度を取る。セラピーの場でなければ間違っても「あなたは私に興味があるんですね」などとは言わない。不気味だからである。

と書いているうちに何がTwitterだ俺は公開しなくたって自己表現に満足できる漢だという謎の感覚が湧いてきてメモ帳アプリにおもしろツイートをいくつもいくつも呟き続けて一人で笑っている。

ルーティン

原稿のやり取りを編集者の人としていて、臨床ルーティンなどについて書くのはどうでしょうとご提案いただいた。ルーティンといえば、ルーティン動画がすぐに頭に浮かぶ。ルーティン動画には、私が観測している範囲では2種類ほどあるように思う。

1つ目は、名も無い女性社会人のような人が顔を出さず、お洒落な音楽を流しながらお洒落な朝食を食べたり（実際にあんなお洒落なものを食べているのかは分からない）、化粧品などを紹介しながらメイクをするモーニングルーティンの動画である。どれもあまりに似ていて、場合によっては同じ音楽が使われていたりする。エンターテイメントとして面白いということは通常ないが、こんなお洒落な生活してみたい、と思わせるような感覚が生起されることは理解できる。

2つ目は、男女を問わずアイドルをはじめとした芸能活動を生業としている人が、顔を出して自らのモーニングルーティン、ないしはナイトルーティンを公開するというものである。たいていは頭にタオル地のバンダナを巻き付けて顔面を出した状態で「おはようございます。今6時です。今日はモーニングルーティンを撮っていきたいと思います」と少し小声でカメラに向かって呟くところから始まる。エンターテイメントとして面白いということは通常ないが、その人のファンであれば、よりプライベートな一面をみることができるため、面白いのだと思う。

さて、そういうモーニングルーティンを公開すると考えると絶望的な気持ちになってくるが、よく考えると編集の人は臨床ルーティンを書いてくださいと言っただけで、モーニングルーティン動画を撮ってくださいとは言っていないということにようやく気がつき安心した。人は簡単に文字が読めなくなるので、注意して生きていきたいものである。

臨床ルーティンの紹介、というのはつまり日々の診療の舞台裏を公開する、ということであって、いきなり倫理的な葛藤が私のなかに生じた。しつこい話だが破れ身の問題、つまり、意図せずに見せてしまっている治療者のプライベートな部分の話である。破れ身というか、別に破れていないところをわざわざ引き裂いて、ほらほら、肌が見えているでしょう、とわざわざ見せているようなものではないか、と思ってしまう。

ということをとりあえず棚上げにして、まずは書き始めてみよう。と考えた瞬間に、そもそもルーティンというものがあるだろうか、ということにはたと気がついた。もちろん外来診療をする際は、例えば患者さんが受付をするとそれが分かるので患者さんを呼び入れ、診察をし、その後次回の予約票と処方箋を渡す、というルーティンはある。しかし、これは誰がやってもまったく同じなのであって、書くほどのことでもないだろう。

では病棟の診療はどうか、というと、これは少しルーティン的な要素があるかもしれないと思った。私が勤める病院には病棟がいくつかあるが、どの病棟から回診をするか、といったところがルーティン化できる。それから患者を診察した後でカルテを書くのか、すべての人に会ったあとで医局に戻ってからカルテを書くのか、といったこともルーティンがある場合があるし、患者さんの診察も部屋に会いにいくのか、個室のようなところに一人ひとり呼んで診察をするのか、といった違いがありうる。あるいは患者さんのところに行く前にまず病棟看護師に会い、処方の不足があるか尋ねたり、処遇の相談をしたりといったことをする人もいるだろう。

ところが私の場合は、これをルーティン化していない、ということに気がついた。回る順番もバラバラだし、診察スタイルも患者さんとのやりとりのなかで個別に決めることにしている。今の病院は勤めて6年くらいなのだが、最初はルーティンをつくってやるようにしていた記憶がある。なんなら、朝どこに車を停めるかまで決めていた。当時の自分のなかでは効率化ブームのようなものが起きており、診察以外のすべての時間を効率化しようと考えていたのである。

一番病棟に近い位置に車を停め、医局に寄ってから白衣とPHSを取って回診をするとそれだけ時間のロスなので、すでに白衣とPHSを車に積んでおいて、それを着て、車を降りるなり回診をできるようにしていた。病棟を回る順番も決めていたし、ひとつの仕事が終わった後、次にどうするか、ということもあらかじめ決めていた。実際のところ、外来に予約外で自分の患者が来院して対応する必要があったり、ある病棟を回診していたら、別の病棟の患者の具合が悪くなってすぐに診察しにいかないといけない場合などもあり、予定が狂うことは毎日必ずあったのだが、それすら予定に入れており、ここで呼ばれたら次はこうする、とかそういうことまで決めていた。

こうして書いていると、何か素晴らしいことをしていたような気がしており、なぜその素晴らしい習慣をやめてしまったのか、と一瞬不思議に思うのだが、じゃあ今それをやるか、というとやる気にはならない。

ルーティンというのはなぜあるかということを考えると、それは、行動を自動化させることによって、無駄な時間を省くということとともに、慣習化することによって仕事をするハードルを下げるという意味がある。

モチベーションで仕事をしていると、モチベーションがなくなったときに仕事ができなくなってしまう、という現象が起こり、それだと社会活動が営めないので、慣習行動でそれを補っている。多くの場合、慣習になっていると、雨の日も風の日も、体調が悪くても眠くてもとりあえずいつも通りのことをする、ということができるようになる。

しかし、我々の仕事というのは、イレギュラーなことが起こり続ける仕事である。とりあえず行って病棟を周り始める、とか、とりあえず行って外来の最初の人を呼ぶ、というところまでは慣習でいけるのだが、それ以外の時間というのは、突発的にあちこちから電話があって、今やっている仕事をとりあえず放っておいて他のことをしないといけないみたいなことが多発する。

むしろルーティンに一旦戻す、みたいな作業自体にエネルギーが必要になってくる。それよりは、あまり何も考えずにとりあえず仕事を始め、きたものに飛びついていく、というやり方のほうが、消費するエネルギーが少ない。

効率の話をしていたのに、いつの間にか消費するエネルギーの話になってしまった、というのが象徴的な気がする。つまり20代とかの頃は、なるべく効率よくやること、とかそういうことが自分のなかで優先順位が高かったのだろう。それでその方法をルーティンなりなんなりで工夫していたわけである。

しかし、今はとにかく疲れを最小限にしたいとずっと思っている。なぜならば普通に仕事をすると疲れ、疲れると次の日まで残るような歳になったからである。なのに、昔のように効率よく終わらせるために努力をしていると、そこにエネルギーを持ってかれてしまう。別に今日はどれくらいかかってもいいやと思って仕事を始めたほうが、心身の消耗が少ない。そして気づいたのは、結局大して時間も変わらない

部活などをしていたときの癖なのか、ずっと1日1日出し切って終えるみたいなことを大事にしていたことを思い出す。それは姿勢としてあり得るし、出し切らないと学べないことは間違いなくあるだろう。今は、出し切ると本当に翌日がダメになってしまう。最初はこんなんじゃだめだと反省していたのだが、やはり反省からは何も生まれない。どうしてこのようなことが起きたかを考えているうちに、歳をとったのだということに気がついた。

これは歳をとって体力が衰えたというのとは少し違って、歳をとって力みが減りむやみにアドレナリンを出そうとする行動をとらなくなったために、自分本来の生き方に近いものが出てきているのだと解釈している。

そもそも小学生まで私はだらしのない人間で、勉強も運動もろくにできるタイプではなく、即興劇やモノマネなどをすることに喜びを感じるタイプの人間だったのだが、受験して入った中高があまりに厳しく、そこで怒られないために激しく成績を上げ優等生ムーブをすることを覚えてから、なにか頑張るときにはアドレナリン、という癖がついたように思う。アドレナリ

ンが出なくなって、そういえば、自分てもともとこんな人間だったよな、ということをしばしば思い出すようになり、そのなかで、あまり体力がないんだったなということも思い出したのである。

34にしてようやく自分らしく生き始めた結果、なにひとつ紹介できる臨床ルーティンがなくなってしまったのだが、ルーティンがないことで見えてくるものというのもまたあるはずであり、それがまあ本書で書いていることだったりもするのかなと思ったりもするのである。

美容外科医に学ぶ

10年医師をやっていると、それなりの人数の友人や知り合い、医学部の部活の大会で対戦した人などが美容外科医になっていて、そのこと自体は循環器内科医になる人がそれなりにいるのとあまり変わらないのだけれども、なんというか急にSNSが別人のようになってしまうのが昔から気になっていた。

少し前までは旅行の写真や、友人との飲酒の写真などを載せたり、「ねみー」とか「明日から本気出す」みたいな、いかにもその人らしいことを呟いていたアカウントがある日を境に突如として別人としか思えないほど変化し、満面の笑みで早朝から体操をしている人のような口調で、いきなり自らが得意とする施術の宣伝をしたり、患者（お客さん）からの施術についての質問にハキハキと答えたりしていて、毎度ながら驚いてしまう。

何か脳の乗っ取りのような、マトリックス的な近未来SF行為が彼ら彼女らに行われているのだろうかと不安だったのだが、よくよくみるとプライベートアカウントが別にあり、そちらではいつもの彼ら彼女らの投稿をしているので、おそらくあの満面の笑みで体操をしている人々みたいな口調は、企業の方針なのだなということが分かって安心する。

さまざまなコンテンツをＳＮＳに載せておくことで、お客さんがいろいろ見比べた上で選ぶことになるので、会う前から自分の信頼している医師だという感覚を抱かせる効果があるのではないか、ということを友人が言っていて、なるほど、とかなり納得したのだが、考えてみると精神科ではそういうことをあまりしない。というかまったくしない。

そもそも保険診療なので、宣伝というものができないし、仮に宣伝してよかったとしても通常はしないだろう。しかし、精神科に限らず、病院のプロフィールに名前、役職、顔写真、経歴、一言みたいなのはどこも載っていることが多く、なぜ載せるかといえば、ちゃんとしていることを見せたり、こういう医師がいますよ、ということを見せることで患者さんに安心してもらうみたいなところはあるのかなと思う部分もある。

精神科も、精神科だからといって特別顔写真を載せないとか、プロフィールを隠すとかいうことはあまりしていないことが多いように思う。もちろんしているところもあり、私が今メインで勤めている精神科病院などもそうなのだが、顔写真はおろか、フルネームも載っていない。

一方でどの科も顔写真を載せている総合病院であれば、他の診療科と揃えて載せていることが多いし、クリニックなどもやはりしっかり載せていることが多い。私が今勤務しているクリニックではデカめの顔写真（尾久のビジュはやや悪目で悲しい）がしっかり載っていて、プロフィールもかなり詳細に載っている。ネットで閲覧できる尾久のプロフィールのなかでもかなり詳細なほうではないか。

クリニックでしっかりプロフィールを載せるのは、ちゃんとした人が勤務しているということを示すためであることが多い。なので、著書であったり論文であったりも掲載していて、医師が見ればこの人はまとも筋だな、と分かるから病院から紹介してもらいやすい、といったメリットがあるわけである。

美容外科医のＳＮＳアカウントが、ＡＩで作られたクローン健康優良児の声明みたいになっていて、これが宣伝、という印象があるのに対して、ふつうの病院やクリニックのプロフィールは身元をはっきりさせる、信頼させる、というニュアンスがあるのではないか、と今述べたが、それはただの私の印象なだけであって、実際のところは美容外科医のアカウントにも、身元をはっきりさせ信頼させる意味合いはあるだろうし、クリニックにも宣伝のニュアンスはあるだろう。

なにより患者からすればどちらも同じであって、すなわち精神科医のプロフィールや、検索すれば出てくるＳＮＳアカウントなども、どんな人が担当するのかを知るために患者は検索することが多い。

そういう意味で、あえて作りもののキャラみたいなのを載せている美容外科医のアカウントよりも、素の精神科医アカウントのほうが患者さんにその医師のコアな部分、プライベートな部分を無自覚に見せていると言えるだろうし、これだけ医師―患者関係にいろいろ注意を払っている風でありながら、今一番重要なツールであるSNSをどうするか、という点において、精神科界隈は大きく美容外科界隈から遅れをとっていると言えるのではないかと思った。

しかし、この章で何度も話題になっているが、精神科医といっても、治療者と患者の関係そのものを濃厚に治療の俎上に上げていく精神分析をやっている人はごく僅かであり、じゃあ精神分析家がTwitterをやっていないかといえば観測する限りめちゃめちゃやっているし、呟きといいね欄を5分もみれば普通に趣味・嗜好・思想が分かるのであって、あえてそうしているのか、そうではないのか、というのは分からないが、私自身が自分のSNSや著作に感じているように、ある意味〝破れ身〟の一種として捉えているということなのだろう。

逆に、精神科医が美容外科医のように、突如ハキハキした口調で「強迫性障害の薬物治療件数、恵比寿院1位！」とか「20XX年ベスト境界性パーソナリティ障害治療賞受賞」とかそういう訳の分からない功績を書いて宣伝をし始め、積極的に患者からのマシュマロ（質問コーナーみたいなやつ）に返答し始めたらどうか、と考えてみると、同業者としてはかなり不気味で、まともではないのではないかと思ってしまいそうだが、患者さんからすれば、医師選びの一貫としてその情報はふつうに利用するだろうし、論文の情報がずらずらと英語で書いてあって、例えばそれがJAMA Psychiatryといった一流誌に載ったものであったとしても「社交不安障害治療界の新星《ライジングスター》」とか書いてあったほうが分かりやすいという人はいるだろう。それに、プライベートな側面を知らないで済むというのは人によってはメリットである。

人間には本当に隠したいところを見せないために、無意識にあえて見せて良い部分を見せるという防衛機制があるが、それと少し似ている。もちろん明らかに意図的にやっているという点においては当然異なるのだが。精神科医のSNSがどのようなものであるべきか、という検討は誰かはしているのかもしれないが、当然決着はついていないはずである。SNSをやらない、もしくは絶対に本名とアカウントが紐づかないようにしてやればこの葛藤は回避できるが、本名でSNSをやる場合は何を見せて、何を隠すのかということが重要になってくる。患者が見ていることをまったく意識せずにSNSをやっている精神科医がいるわけはないが、そうするとある程度その投稿は「見せるためのもの」なわけであって、とすれば過剰な宣伝という属性はないわけだが、本質的には美容外科医のアカウントと同じである。美容外科医のアカウントが患者のほうを100%みているのに対し、精神科医のプライベート風アカウントは一見患者のことなど知らないよという素振りをしているところが差異だろうか。

学校や塾の先生というのも、生徒や生徒の親をどれくらい視野に入れるか、という点で似たところがありそうである。アイドルなど芸能人は、ヲタクの方を100％向いているかのようだが、意外にそうでもなかったりする人もいて、やはりここにグラデーションがある点は精神科医と状況は似ていそうである。

いずれにせよ検討するのが容易な話ではない。私がTwitterで毎日アイドルやサバイバルオーディション番組のことについて呟いているのをみて、あるいは『偽者論』を読んで、あるいは本書を読んで、検討していた受診を取りやめる人というのは今までも多分いただろうし、今後もいるだろうし、しかしそんなことを言い出したらフロイトの書いた本を読んでフロイトを受診しなかった人もいるだろうし、とかいう話に繋がっていってしまうので、まあとりあえず今のところはこれで良いのかもしれないと思っておくしかないのではないか。と思ってまたサバ番について呟くのをやめることができない。

「ありのままの姿」役

ありのままの姿、という言葉は、字面を見た瞬間ディズニーを好きでもないのにディズニーの曲が脳内に流れてしまうくらい慣用句と化してしまっているので、若干使いづらい。例えば私が「患者さんにはありのままの姿で向き合うことが大事だ」などと書いたとしたら、内容を読むまでもなく綺麗事を言っている人のような雰囲気が醸し出されるし、借りてきた言葉でしか意見を言うことのできない、思考が極端に浅い人間のような感じも出る。

当該ディズニー作品は鑑賞していないのだが、大抵なんでもありのままの姿を求めたがる。例えば恋愛リアリティーショーなどでも、そもそもそういう設定でプレ芸能人みたいな人が掛け合いをしているだけなのに、ミカのありのままの姿が見たい、などと大抵男は述べ、サプライズで早朝に気球に乗ったり夜景のなかをヘリコプターで飛んで薔薇の花を渡したりしている。一体どこがありのままの姿なのだ。そもそもミカとは誰なのだ。

私が日がな視聴しているアイドルグループデビューを賭けたサバイバルオーディション番組でも、ありのままの姿が求められる傾向にある。ダンスや歌がうまいだけの練習生は、殻が破れていないなどといって評価が集まらない。細かいエピソードが積み重ねられるわけだが、それを拡大して見ていくと、下手な練習生が葛藤しながら成長する物語か、スキルだけがあってありのままの姿が見せられなかった練習生が葛藤しながら殻を破る物語にたいてい収束する。

当然その逆張りで、ありのままを見せない方が良い、と主張することもできるだろう。プロとして、役割に徹するべきだ、みたいな話も当然ある。例えば同じディズニーで矛盾するようだがディズニーランドのキャストの人たちは、ありのままの姿を見せてはならず、キャストらしい振る舞いをしなければならない。

着ぐるみの中の人のありのままの姿がハラスメントおやじだったとしても「わー、かわいい」などと話しかけてきた10代の女性にありのままの姿を見せて「なんだ、最近はあれだろ、ちいかわっていうのが流行ってんだろ」などと突然話しかけてはならない。なぜならば女性たちはあくまで着ぐるみのキャラクターに対して話しかけたつもりなのであり、中のおっさんがありのままの姿で返答した場合、ディズニーの世界観が崩壊するからである。これはディズニーに限らず、サンリオピューロランドなどでも同様である。

医者にも実は同じようなことが言えるのかもしれない。医者役の人に言ってほしいことを言ってもらいたいみたいな欲望は、病院を訪れた患者のなかにはあるのかもしれないなとふと思う。まだ医学部に入る前、患者として病院に行ったとき、別に医者としてふつうに診察をして風邪薬でも出してくれればそれで良いのに、実はおじさんもね、などとありのままの姿をいきなり見せられて、意味の分からない身の上話とかを聞かされるのは結構つらかった。場合によっては逆に話を聞いてあげた分のお金を請求したくなる人もいるかもしれない。

実際に、見たくもないありのままの姿を一方的に医師が見せながら長話をして、患者が苦笑いしてやりすごした、みたいな場面がよくあるらしいということを、その病院をドロップアウトしてきた患者からしばしば聞く。精神科でそれをやってどうするねんという話だが、おそらくこれはありのままの姿を見せた方がいいと思ってわざとやっているのではなく、長く精神科医をやっているうちに、間に介在していた役割というものが溶けてなくなってしまったのではないかと予想している。

精神科医になると、まず「それはお辛かったですね」とか「つらい話を教えてくれてどうもありがとう」とか、ふつうに生きているとまず使わないセリフを頻発するようになる。まさにセリフなのだ。だから最初はぎこちない感じを自分のなかに抱えながら、恥ずかしい気持ちとともに「つらい話を教えてくれてどうもありがとうございます」などという。そうすると、嘘くさいなと自分では思うのだが、受け取る患者さん的にはそうでもないらしく、結構ちゃんと響いているのですごい！となる。

次第にセリフ回しはどんどんうまくなり、最初のぎこちなさはなくなる。自分とセリフが一体化していくし、人格と精神科医という役割も一体化してくる感じがある。そうすると、日常生活の延長のノリで、自然に患者さんと話すことができるようになる。もちろん自然に「教えてくれてありがとう」なんて言葉も出てくる。

怖いのはこれは日常にも侵食してくるということで、友達の悩みなどに対しても気づいたら「辛い話を教えてくれてありがとう」とか言っているし、以前のように「そんな男早く別れちゃいなよ！　絶対ミカに向いてないって！」みたいなお節介も言わなくなる。ところでミカとは誰なのだ。私が女友達のような口調で喋っているのもおかしい。

話はそれたが、お節介を言わなくなるのである。ふつうは反射で出るようなお節介を、ぐっと飲み込んで、これはこの人が決めることだ、などと思ったりする。最初に言いたくなる当たり前の助言というのはすでに周囲の人間に言われていることがほとんどで、ここに専門性はない。一歩先を考えるのが精神科医の仕事なのだ。それは正しいのだが、明らかに精神科医の頭の使い方であり、私個人であればそのような反応は本来しなかったはずである。

この間、ＭＢＴＩという性格占いのようなものをやったのだが、私はＩＮＦＪという性格だった。これがどのような性格タイプなのか、もう思い出すことはできないが、精神科医をやらなかった自分であれば間違いなく違う性格診断がついていただろうということを感じ、そうすると人格と役割ということについて訳がわからなくなってくる。

いつの間にか私はありのままの姿で診療をするようになっていたわけである。正確には、役割とありのままの姿が同化してしまったのだ。そして、10年後、20年後には、恐ろしいことに患者さんに身の上話を話して、患者さんに精神療法をしてもらうみたいなことになるのかもしれないと冗談抜きで思う。さすがに大袈裟な話なのかもしれないが、自分のありのままの姿で患者と接している限り、どこかで患者さんを治療しながらも、患者さんに治療されている部分があるに違いないとは思っている。

患者さんが良くなることによって自己愛が満たされる、程度のことであれば、職業と人格の相性が良い程度の話で終わるのだが、ことはもう少し複雑な気もしている。「兄役」の話でも書いたが、私が兄で居続けるために、弟が永遠に成熟しない、みたいな状況が、どこかで起きている可能性があるのだ。

ありのままの姿で行われる診療は、当然十人十色になる。大雑把なところは同じだとしても、ありのままの姿に特有の偏りみたいなものは色濃く現れることになる。つまり、医師の人間部分が露出することになる。医師の人間部分と患者の人間部分でやりとりをすることになるので、兄と弟、母と娘、虐待者と被虐待者のような関係が生じうる。生じてはいけないということは当然なくって、生じたところからが勝負である。精神分析では「転移」と呼ばれる現象で、まるで精神分析の場面以外では起こらないかのようだが、一般診療でもよく見られる光景である。治療を前提としていなくとも1対1の関係ならこのような関係性はどこにでも生じているだろう。私は個人的にうまくいっていないお稽古ごとの大半はこの文脈で考えられるのではないかと思っているのだが、何もかも専門外なのでさすがに口を慎もうと思った。

結局難しいケースは時々人に相談しましょうみたいなつまらない結論で終わってしまうのだが、自分の人格が精神科医という役割によって変わったのかもしれない、ということがどうしても頭から離れない。たぶん、成熟というのとは違う気がする。いっけん成熟した人間かのように思われることが多く、まだ未熟なままなんだよ！と言いたいが、大声で叫んでも誰にも聞こえない無人の場所まで来てしまったような、そんな気がしている。

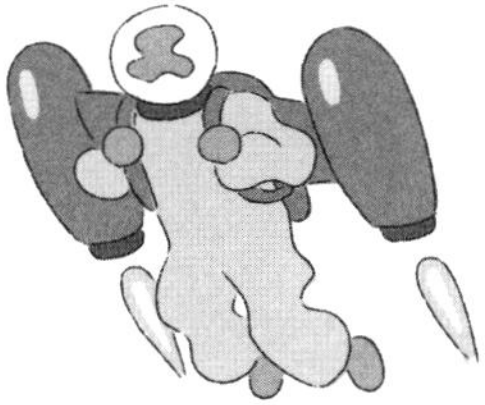

（第3章）知らんがな、社会問題

社会問題って何

「知らんがな、社会問題」という題で章を始めたにもかかわらず、なにも社会問題について思い浮かばなくて驚いてしまうのだが、社会問題に対する感度が鈍いのかもしれない。鈍い、というか感じたくないのかもしれない。そもそも、社会問題、という言葉があまりにざっくりしすぎている。まじめな人には怒られてしまうが、社会問題、といって頭に浮かぶのはいまだに中学入試のときに四谷大塚の教科書に載っていた「小泉首相が就任」という時事問題対策のページで、あの頃の認識からほぼ更新されていないのではないだろうか。

教科書といえば、歴史の授業で、将軍一家に生まれたのにもかかわらず和歌を作ったり笛を吹いたりすることにうつつを抜かし、政《まつりごと》に関心を一切示さず一家が滅びる原因をつくったみたいな人が出てきたような記憶があるが（うろ覚え）、私はおそらくあれの末裔か生まれ変わりなのかもしれなくて、社会問題でＳＮＳなどがうわーっとなって、論客や論客でもない人がやんややんやと切迫感に満ちた意見を述べているのをみると、つくづく自分は自分のこと以外に関心を示すことができないのだなと毎回悲しい気持ちになる。

と、書いてみて、社会問題と述べたときに、私は最初にＳＮＳでうわーっとなっているアレを思い出しているということに気がつく。しかし、冷静になってみると、ＳＮＳではなんでもないような話がいきなり世紀の大事件のように取り上げられ、言及しないことすら犯罪のような空気感に急になったり、あまりに単純な言説を述べ社会を斬る人間が救世主のように扱われた動画などが頻繁に回ってきたりするので、要は限局した内容が拡張しやすいサイバー空間なのだと思う。一部の論客や雑誌なども、フォロワー数が多かったり有名だったりするので〝正しい〟のかなと安易に思ったりしていると、実感と解離したことを述べたりしていて、そこでようやくみんなが私と同じ意見というわけじゃないのか！　社会は多様！とか気づくのである。

さて、それはそうと、社会問題を書くことは結構難しい。というのは賞味期限があるからであって、例えば精神科に対する偏見だとか、強制医療についてなどは、ある程度普遍性のある議論で50年後に消えているとは正直思えない話なので扱いやすいのだが、わりと最近の政治と絡めた話などはテーマとして選びづらい。と、書いてみて思い出したのは母の小学校の卒業文集で、時事問題についての作文のページがあって、子どもたちがそれぞれに日本の社会問題に対する背伸びした意見を書いているのだが、結構味わい深い。

多いテーマとしては、シンナー遊びや竹の子族、GS（グループサウンズ）、沖縄は返還されるのか？みたいな話であって、当時を生きていない人間にとっては一体なんの話なのだという感じなのだが、もし今私がこのエッセイで大麻解禁、トー横キッズ、K-POP、ロシア戦争などの話を書いた場合、半世紀くらい経った後に読んだ人からすればほぼ同じ感想を抱くのではないかと思う。

ではトー横キッズについて書こうなどと、時事的な社会問題を書こうとして筆が止まるのは、状況論的に述べようとしているからである。歴史学でも社会学でも、社会精神医学でも、状況論的に書く専門性を私は有していない。私ができるのはあくまで個人の体験として社会問題を語ることだけである。

私が診療をしているのは病院やクリニックで、これは社会の中に位置している。私もその社会のなかで働く一労働者である。私の診療は患者さんとの関係のみで成立しているわけではなく、社会があるからこそ存在しうる。そういう意味で、社会は診療に影響を及ぼしている。もう記憶を失ったのかと自分に問いたいが、新型コロナウイルスが大流行したとき、ある病院の外来では患者さんの通院の間隔を延ばすように要請があり、そこに葛藤が生じたし、患者さんとの間でもいろいろあった。同種のことは今後も間違いなくあるだろう。

一方で、社会に起きることはほぼコントロール不能である。起きたところから目の前の診療をどうするか考えることしか基本的にはできない。SNSでは、何かが起きたところから考えるというよりも、起きたことに対して誰かを責めたり、起きないようにコントロールしたいが他者が思い通りにならないということに対して憤慨している文言が溢れている。そのあたりの感覚の相違が、私をSNS的な社会問題から遠ざけている。

私の記述できる社会問題は、日常や個のなかに存在している。社会問題は診療にも、私個人にも影響する。つまり、私が責任を持っている診療や、私個人のなかにあるものから社会問題を考えていくことしかリアルじゃないし、状況論として社会問題を語っても、ただの素人の感想になってしまう。また、距離的・心理的に遠い出来事について連想したことは、常に二次的に知り得たバーチャルな情報に対しての反応であるという前提も踏まえるべきである。

また、私の場合、例えば震災があり、震災における診療の変化、みたいな形で社会問題を記述するという方法論もあるかもしれないが、私のなかには意識的に社会問題を扱うことにも躊躇《ためら》いがある。意識して著そうと思うと、なぜか嘘の匂いがしてしまう。だからといって表現する工夫をしなくなるわけではないが、どちらかといえば、ふと現れてしまったものにこそ個の核心に近いものがあると、無意識に感じていたところがある。

仮に時節が分かるキーワードを入れなかったとしても、例えば本書には2023年前後の社会が色濃く現れているはずである。以前からさまざまな場で述べていることだが、直接関係はないことを書くことで現れてしまうその時代をスクリーンショットしておくということに私は興味がある。

すべての社会問題はおそらく何らかの形で個人に影響を与えているが、今自分が考えるべき社会問題というのは人それぞれ異なるだろう。「知らんがな、社会問題」と発したくなるとき、おそらく私は自分にとって考えるには機が熟していない特定の社会問題を目の前に持ってこられて、今はこれについてお前も考えないといけないんだ、これは世紀の一大事だ、考えないのはもはや人間ではない、と言われているように感じている。

重要なことであっても、2、3日のうちに考えてSNSで意見を表明しないと人間を辞めさせられるような社会問題ではどう考えてもないことが分かるので、それはあなたが苦しいだけであって、それを私に押し付けないでほしい、という気持ちになっている。書いているうちに少し整理されてきたが、SNSのうわーっという人たちは、個人の心の問題を、社会の問題とすり替えて話している。事実は分からないが少なくとも私はそう体験している。そしてその問題が私（を含む多くの人）にとって優先順位が低く、思いのままに私（を含む多くの人）が動かないことに人々は憤慨している。それがうわーなのだろう。そう考えると「あなたの問題は知らんがな」という気持ちが沸き起こる。なぜならばここは診察室ではないからである。

再度整理する。ついさっきまで私が頭に浮かべていた社会問題というのは主にSNSから情報を得たもので、かなり偏りがある。バーチャルな刺激に対する個人の心の反応の連鎖で、偶然に拡張された情報を見ている可能性が高い。同様にネットニュースでも新聞でもテレビでも、媒体特性ごとの偏りがある。なにを社会問題とするかは、やはり私の個人的優先順位で決めるべきである。

ただ考え始めると意外に思い浮かばず、日々を暮らしているなかで、これについて記述してみようということが浮かんでくるのだが、なぜかそれは大抵診療中なので咄嗟《とっさ》にメモすることができず、気づくと頭からいなくなってしまっている。しかしそうするとこの本を書き終わることができないから、今後は作曲家が頭にひらめいたメロディをとっさに口ずさんで音声メモをするように、診療中であっても思いついたら咄嗟にメモをとるべきだろうか。とはいえさすがに診療中にメロディをハミングするのは患者さんに失礼というものだし、そもそも作曲家ではないのでハミングをする必要がない。私は一体何を言っているのだろうか。

なので、本章は私の思いついた社会問題、個人的社会問題について話題にしていきたいと思っている。ふふふふふ（突如ドラえもんの声）。

メンタルかかりつけ医をつくる

「中央公論」2023年5月号が「日常化する心の病」という特集で、私もその誌面で、元乃木坂46で現在は心理カウンセラーをされている中元日芽香さんと対談をした。

中元さんは心理カウンセラーをオンラインでされているが、一方でその知名度を生かしてラジオなどのメディアを通じた心理臨床の啓蒙活動を中心にされており、この悩みをどうしたらいいか分からない、という一般の方に対して、それは精神科を受診していいんだよ、とか、カウンセリングを受けたらどうですか、といった専門知との架け橋として機能することを大切にされている、ということのようで、私自身あまり考えてこなかったがとても重要なお仕事をされていると大変感心し、こういった人がいるおかげで救われる命も少なくない数あるだろうと思った。

対談の内容はその他多岐に渡り、じゃあそろそろ終わり、というあたりで、それぞれから一言ずつ、というまあ定番のまとめがあって、今後も啓蒙を続けると言った中元さんに対して、編集部からは「かかりつけのように、誰でもハードル低く精神科にかかれるような世の中にということですかね、尾久先生も同じご意見でしょうか」といったような質問がなされた。そこで「あーそうですね」と一瞬思って、しかし、本当にそれで良いのか、ということが十分に自分のなかで検討できていなかった私は「いや、ちょっと分かりません」と答えを保留してしまった。

精神科には古くから偏見があり、家庭によっては受診することが許されない雰囲気があったり、受診している人を異様な目でみるような人がいまだにいたりするので、精神科的・心理的問題で悩んでいる人が受診する際にハードルがあるということが頻繁に言われている。

かかりつけをつくろう問題はそれに付随してしばしば言われる話で、すなわち歯医者とか美容室みたいに、〝心のメンテナンス〟をする場所として、誰もが精神科を受診する世の中であれば偏見がなくなるのではないか、ハードルが下がるのではないか、という仮説がまずあり、それを実現するために提示される社会のモデルである。

実はこの書籍も編集者の葛生さんとの最初の打ち合わせで「メンタルかかりつけ医のつくりかた」という企画が提案された。その時は、面白いですね、という話になって、ただそれもエッセイのテーマにしてしまった方が面白いのではないか、という話し合いがなされ、それでいまここで話しているということもあるのだが、自分はあまり気にしていなかったが社会的には結構重要なテーマっぽいのである。

まあ普通に考えればまずもって重要というか、精神科のハードルを下げることに何か悪いところがあるのだろうか、という話なわけだが、これまで10年医者をやってきてあまり考えたことのないテーマだということにまず違和感をもった。なぜ私はこの問題を考えてこなかったのか、ということが重要な気がした。

ひとつには、一般的な精神科医というのはそもそも社会にものを申す仕事をしていないという普通の事実を確認しておく必要がある。精神医学と社会の関係について考える学問は社会精神医学と言われ、学問として存在しているが、私がお仕事としているのは精神科一般臨床、つまり、病院やクリニックで患者さんの診療を行うというものである。疾患の対象が内科疾患から精神疾患になっているだけで、内科のお医者さんの仕事と構造として何も変わりがない。

私も本などを書いて何か社会にものを言っているかのような雰囲気を醸し出しているかもしれないが、私が専門性を持って語れるのは精神科一般臨床についてのみである。つまり、病院に来た患者さんをどう診るか。診断の方法、治療の方法、といったことであれば論文や本を書くことはできる。

しかし、現代人の心の闇、とか、トー横キッズに見られる精神病理と社会構造、とかについて何かを論じよと言われたら、出鱈目《でたらめ》を並べてもっともらしいことを語ることはできても、学術的にはかなり甘いことを言わざるを得ない。なぜなら現代人やトー横キッズなどと括ったカテゴリについて精神科医として語る言葉をもたないからである。あくまで私が診察した患者さんや、頻繁にみる疾患についてなら何か専門知をもって話すことはできてもだ。私は以前に『偽者論』という、普通そうに社会で生きているが実は生きづらいという人々について書籍を書いたことがあるのだが、それも専門知で語れるように非常に複雑な構造を用いざるを得なかった。

話は脱線してしまったが、そう、ふだん私は社会と精神科の繋がりについて考えることが少ない。それは私の専門が病院を受診した患者さんの診療だからであり、学術的にも社会精神医学を専門としていないからである。

〃メンタルかかりつけ医〃について、何か少し語れる立場から言うのであれば、ひとつは受診閾値《いきち》*の話かなと思う。内科でも整形外科でも精神科でも、受診閾値というものを超えないと患者は医療機関を受診することはない。なので、初回の診察では、この人はなぜ受診閾値を超えたのか、ということについて思いを巡らせることになるし、実際に尋ねてみることも多い。

例えば朝10時ごろ、1時間前からの胸部圧迫感で職場まで出勤したけど苦しいから病院に来たと言ったサラリーマンが内科外来にやってきたとする。普通の勤め人が勤務時間内に職場をいったん離れてまで受診するということは、よっぽどのことだと通常は考える。つまりそれを押してでも受診閾値を超える症状があるのだと認識する。実際、こういう人が心筋梗塞であるということはよくある。

ところが、10年前からの胸部圧迫感で受診した、といった人が来た場合は、なぜそんな大昔から困っていることで、今日になって受診するのだ、と受診閾値を超えたことを不思議がる必要がある。それで、よくよく尋ねていくと、実は先日心筋梗塞で親戚が亡くなったとか、そういうことがあって急に怖くなって受診した、という話が聞けたりすることがある。この場合、受診閾値を超えたのは「怖くなったから」である。こういうことを考えながら診断や治療を考えていくのが臨床である。

今のは分かりやすいように内科の例を出したが、精神科でも同様である。一見なんでもなさそうな顔をしており「ちょっと寝れなくて、睡眠薬でももらえたら」といって受診する人はしばしばいるが、受診閾値を超えている時点で「なんでもない」などということはあり得ない。平気そうにしているが、よくよく聞いていくと実はうつ状態だった、なんてことはよくあるし、実は幻聴がずっと聞こえていて、なんて展開もあるし、話が変だと思って深掘りしていくとボロがいろいろ出て、これは睡眠薬の転売ヤーだなということに気づいたり、などということもある。

受診することに至ったかどうか、この高いハードルを超えてきたかどうか、ということが重要になる場面があるのである。この視座からふだん物事を考えているので、いつでも誰でも精神科を受診するのが普通という〝メンタルかかりつけ医〟の仕組みに違和感を持ったのだと思う。

それから〝心のメンテナンス〟みたいなものにも親和性があまりなく、我々医師は「主訴」があって「症状」を呈している人を「診断」し「治療」する、という医療のモデルを用いて仕事をしているので、基本的に受診の必要のない健康な人が1ヶ月に1回とか病院にやってきて「実は最近彼氏と喧嘩して云々」という話をして「それは彼氏に謝った方がいいよ」と助言したり、あるいはもっと心の専門家らしく「朝早起きして運動をしてごらん」とか「深呼吸を7回して、最高に素敵な自分を想像してみて」とか助言したりして「あーすっきりした。先生ありがとう、またメンテナンスお願いします」みたいな感じで去っていったら、それはそれで役立ってるならいいけど、やっぱりお医者さんとして「これでいいのか……？」と違和感を感じてしまう気がする。

精神科医は、保険診療とはまた別に、カウンセリングを行うことがある。カウンセリングは、よりそういった性質が色濃く、〝心のメンテナンス〟として利用しているクライアントも少なからずいるだろう。クライアントがカウンセリングにどのような意味合いを感じているか、というのはそれぞれだし、必ずしもセラピストの設定した意図とは一致していないことがあるが、少なくともセラピスト側が〝心のメンテナンス〟という提案をすることは、文脈にもよるが基本的にはないだろう。「人と親密になれない」とか「人前で緊張しやすい」とかそういった困りごとに対して見立てを行い、介入をしていく、という構図においては精神科診療と大きく変わらないように思う。とはいえ、もし〝心のメンテナンス〟をする場を設けるのであれば、保険診療外のカウンセリングという枠組みにはなるだろう。

〝心のメンテナンス〟をする役割の人は必要なのだと思うが、それを精神科という病院のなかに位置づけられる一診療科が担うべきなのか、というのはやっぱり考えておくべき問題で、そう考えるとやっぱり架け橋的な中元さんのお仕事は今後重要になっていくのだろうと思うし、健康な人の〝心のメンテナンス〟を自由診療でやる精神科医も登場するだろう。いやよく知らないだけでもう登場しているのかもしれない。

いずれにせよ、社会がどういう方向にいくべきか、ということについては知らないが、メンタルかかりつけ医は、医療外の枠組みであった方が多分よくて、しかしそうすると偏見の問題が解決されないから、とやっぱり簡単には結論が出ない問題だなと思い、すみませんが今日も「いや、ちょっと分かりません」と保留しておきたいと思う。

＊受診しようと思い、実際に受診をするに至る個々人の持つ閾値のこと。造語

MBTI

新型コロナウイルスが猛威をふるった際、ステイホームといって家に籠っていることを政府に命じられ、とはいえ日中は職業上の理由から家に籠っていることができずごく普通に出勤をしていたわけだが、終業後の同期との宅飲みや男女7人でのバーベキュー、コリドー街でのナンパ行為、西麻布界隈でのギャラ飲みは制限されてできなかったので、と書こうとして、そもそもしたことのない行為は制限されるも何もなかったと気がつく。

とはいえちょっとした友人との飲酒程度のことも当時は制限されていたので、牛込の自宅に蟄居《ちっきょ》してひたすら韓国ドラマを見ていた。『愛の不時着』や『梨泰院クラス』を観てだいぶ面白いと思い、韓国ドラマにどんどんハマっていくかと思ったら案外そうでもなくて、面白いものもあるけど、そうでもないものもあるなあと思ってそれは日本のドラマと同じじゃないかいと思ったあたりでピークはすぎ、しかし、韓国エンタメすごいと思ったのであった。

それで次はきっとＢＴＳとか韓国音楽にハマるのだろうと思っていたけれどもいくらミュージックビデオを観てもどこがサビなんだか分からなくてあんまりピンとこないなあとしか思えず、誰が聴いてもサビがサビとして際立っている槇原敬之の曲を聴いたりしていた。

しかし、革命が起きた。サバイバルオーディション番組を観たのである。サバイバルオーディション番組というのは、簡単に言えば番組のなかで実際にデビューするメンバーを選抜していく様を放送する番組である。

私が観たのはENHYPENというボーイズグループを輩出した『I-LAND』という番組で、これがもうえげつなく面白かった。それから「Produce101」シリーズというのがいくつもあって、これもかなりの数観たし、これの派生番組の『ガールズプラネット』、『ボーイズプラネット』というのも大いにハマって観ていた。日本で大流行したものも当然押さえる必要があったのでNiziUを輩出した『Nizi Project』も全話観たし、もはやＫ-ＰＯＰではないがBE:FIRSTを輩出した『THE FIRST』も全部観た。

それがどうした。いくらオーディション番組をたくさん観たってお前はもう34歳でグローバルボーイズグループからデビューすることなんて一生できないんだぞ。現実をみろ。汗をかいて働け。この世で出会ったすべての人に感謝。というラッパーと中年の会社員が混ざり合った化け物の声が聞こえてきてふと冷静になったのだが、今日はＭＢＴＩの話をしようと思っていたのだった。

　MBTIというのはマイヤーズ＝ブリッグス・タイプ指標といって、性格を外向型か内向型か、感覚型か直観型か、思考型か感情型か、判断型か認知型かといった4つの指標を用いて16種類に分ける性格診断のようなものであり、ウィキペディアでみると始まりは米国方面のようなのだが、私の感覚だと韓国でやたら流行っている印象がある。

　というのも、オーディションに参加する韓国の練習生たちは必ずこのMBTIを血液型のようにプロフィール欄に書いているし、番組内で、誰々はENFPで、などと出てくると、みんな「わかるわかる」みたいな反応をするのである。つまり、見ている限りはA型っぽい！とか日本でよく言われるようなアレと同じくらい、人口に膾炙《かいしゃ》しているっぽいのである。これがまず驚きである。

　そのせいなのか、日本でも最近MBTIの話がしばしば出てくるような気がする。非常に稀な話だが、以前患者さんにMBTIについて聞かれて、サバイバル番組で見た程度の知識でなんとか知っているふりをして難局を逃れたことがあるが、この分だと日本でも流行することがあるのかもしれない。

　実際ネットに掲載されているチェックリストみたいなやつをやってみると、まあ実際に自記式の心理検査をやっているようなものなので、出てくる結果は「そうそう、確かに」と思う結果であることが多いのだが、そもそもＭＢＴＩを精神科医がまるで知らないということに読者は驚くかもしれない。しかしこれは当たり前で、ＭＢＴＩというのはそのへんの人の性格を16種類に分類するためのものであって、病気の分類をするためのものではないからである。

精神医学的なパーソナリティの評価といえば、病的な側面を中心に分類することになる。例えば物事を現実的に捉え考える能力がどれくらい損なわれているか、ということや、苦しいときにどのような方法を無意識に使って心を楽にしているかとか、といったことを参考に、パーソナリティ障害の〝重さ〟を判断したり、種類が分けられたりしている。サイコパスやナルシスト、みたいな一般に使われている用語も、このパーソナリティの種類に由来した概念である。

病的な側面を中心に分類されているのは、それが治療と直結しているからであって、〝ＥＮＦＰ〟タイプの人にはこう対処するとかいう臨床実践の蓄積は歴史的にはないので、ＭＢＴＩを精神科医が使用してもあまり使い所がなさそうである。あとは詳しく読んでいないので不正確かもしれないが、ウィキペディアを眺めた感じだと、妥当性や信頼性なども十分ではないようだ。

ということを前提とした上で、しかしこれがもし流行し、誰に聞いてもＩＮＴＪがどういう人を指すか分かるようになったとすれば、臨床に有用な可能性もあるのではないか、と仮定してみる。

例えば「適応障害」というものがある。簡単に言えば、ある環境に適応しようとしたときに、うまくいかず具合が悪くなることである。これはどのようなパーソナリティをその患者が持っているかによって、実践的にはかなり対応が異なってくる。しかし、実際のところ、精神科領域ではこの辺りを細かく分類することはあまりされておらず、一般に「適応障害」で一括りにしているところがある。

適応障害に限らず、他の障害においても、患者がどのような性格をもっているかということは重要である。相手がどんな人かを見ながらかける言葉を考えるべきだし、助言をしたほうがいい人なのか、かえって助言をしないほうがいい人なのかとか、そういうことまで決まってくる。家でしっかり休める人なのか、そうではないのか、自分でなんでも良くしようと自己努力をし始める人なのか、先生の仰せのままという感じになるのか、職場のことをなるべく考えないようにする人なのか、復職にあたっていきなりフルタイムで働き出そうとする人なのか、いつまでも復職の準備をしないでいる人なのか、など、比較的分岐点が限局していることから、職場での不調→休職→復職の流れのなかで、ある性格の人がどういう挙動を示すかは、最初の時点で8割くらいは予想できることが多い。予想ができるということは、後半生じうるトラブルに序盤から予防線を張ることができるわけで、どう考えても適応障害の人が受診をしたときに最初に考えるべきはその人がどういう人かという見立てである。

もしＭＢＴＩとかいうやつが流行っていたとしたら、明らかに十分ではないと思うが、あの人はＥＮＦＰだからこういうことは言わないようにしようとか、ＩＳＴＪだからこういう展開になるのではないか、とかそういう考えが治療者側に浮かんでくるのではないかと思うのである。患者さんをみるときは個別性が大事で、その人にしかない特徴をみていくことが何よりも重要ではあるのだが、「適応障害」で1通りにしか分類しないよりは、まず大雑把にこういう人だよね、ということを分類できたらそれは結構いいのではないだろうか。そういう意味で、初手を間違えないためにＭＢＴＩは意外に役立つのではないか、と雑に思っている。

とはいえ、今のところＭＢＴＩは精神科医的には怪しいフォルダに入っており、実際に3年後くらいにすごくＭＢＴＩが流行して、魂売ってる系の精神科医が「超簡単！　ＭＢＴＩで分類するなんたら診断」みたいな書籍を出したり配信をし始めたりしたら間違いなく批判をすると思うのだが、「人」ではなく「病気」をみることが癖になっている精神科医が、人を16種類にも分けて見られるというのは僥倖《ぎょうこう》であり、例えば内科領域とかでは活用される可能性が実際にあるのではないかとうっすら頭に浮かんだ。

などと考えながらとあるアンケートに回答していたところ、なんとＭＢＴＩについて回答する欄があって、やったばかりの診断テストの結果を思い出そうとしたのだがアルファベット4文字の最初がＩだったということ以外は何一つ記憶になく、やむを得ずＩＷＧＰと書いて窪塚洋介の顔真似をしたが、たぶん誰も見ていなかったし、何よりも似ていなかったはずだ。

「場」がなくなる

この文章を書いているのは2023年3月中旬で、年度末である。ここ数年は診療の場が完全に固定していたので、年度が変わるとはいえ、基本的な環境はずっと変わらずにきた。これは私の感想にすぎないのだけれども、医者の多くは日常を週単位で捉えているのではないかと思う。すなわち月曜は初診外来と病棟、火曜は1日外来、水曜は病棟と午後はA病院でバイト、木曜はまた外来、金曜は1日B病院でバイト、土曜は午後Cクリニックでバイト、日曜は休み、みたいな感じにだ。そういう週単位の生活がずっと崩れずにきたのだけれども、ついに年度末で大きく変化することになる。

私は2年半、日曜に実家のクリニック（成城町診療所）に勤務していた。マンションの一室を借りて、白衣も着ずに字義通り身一つで初診・再診外来をやっていたのだが、お会計も自分で計算したりして、なんというかクリニックというよりも、占い師とか、ネイリストとか、パーソナルカラー診断の人みたいな雰囲気だったのではないかと思う。そんな当院は3月末で保険診療を終えることになり、それを機に私は保険診療を続けるため都心部にある他院に移ることにしたのだが、最後の数ヶ月、一人ひとりの患者さんと、これを機に終診にするか、成城近辺の他院を紹介するか、私の次に行くクリニックに一緒に移るかを決めたのだが、これがいろいろな意味でけっこう大変だった。

私が次に行くクリニックに移る患者さんのうち、少なくない数の人が最後の診察で、この場で診察を受ける意味が大きかった、というような話をそれぞれにされていた。医師と患者というのは一対一で診療を行うわけで、その関係性というのは当然重要なわけだが、診療の「場」との関係も同様に重要である。さらに通院までの電車とか道とかも含めて「受診」なわけであって、場所が変わるといくら同じ人間が診察するとはいえ、まったく違う体験をする人もいるに違いないし、それは結構しんどいことかもしれないとハッとしたのである。特に、成城町診療所は、マンションの一室で、一人ひとりを診察する時間もそれなりに確保できたので、非常にプライベートな雰囲気を持った空間であったと思う。次の都心部のクリニックは、読者が想像する一般的なクリニックであり、よりパブリックな場という印象が強くなるはずである。

さて先ほどこの文章を書いているのは2023年3月中旬と述べたが、ここからは2024年1月に付け足した文章である。時制が混乱しクリストファー・ノーランの書いたエッセイのようになりそうだが、つまり今もまた年度末である。今度は常勤先が変わることになった。長らくいた精神科病院から、大学病院に移ることになり、またまったく同じやりとりが一人ひとりとの間で交わされている。病院から病院への移動なので、パブリックからパブリックな変化なわけだが、やはり「この場で診察を受ける意味が大きかった」という話をされる方が少なからずいて、「場」について改めて考えさせられた。

ところで、何度か尋ねられたのは、今後オンライン診療はやらないのですか、という質問である。新型コロナウイルスが流行してから、オンライン診療の流れが加速している。置かれた場所で咲きなさい。誰の声か分からないが聴こえてくるのは置かれた場所、すなわち勤務している施設がオンライン診療をしていればするし、していなければしない、というだけのことで、それは「郷に入っては郷に従え」が適切なのではないかと思ったのだがもう言ってしまったので訂正はしない。置かれた場所で咲きなさい、という心の声に私は従っている。

急に意味不明になったので流れを整理すると、つまり、勤務している施設でオンライン診療をしていないので、サラリーマンである私はそれに従ってオンライン診療をしていない、というだけのことである。

しかし、やはり考えるまでもなくオンライン診療というのは便利である。まず、家に居ながらにして診療ができる。それは患者さんもそうだし、医者もである。さらに、精神科というのは身体診察や採血やレントゲンなどの検査を行うことはあるものの、最小限であることが多いため、ますますオンラインにしやすい。引きこもりの人や、外出することに恐怖している人の診療も容易になる。滅多に外来に来られないビジネスパーソンが仕事の合間にオフィスから診療を受けることもできる。診療のハードルが下がる。世界が救済される。万歳万歳万歳と健康体操をしている人のような顔で空に向かって叫びたくなる。

今後、各種制度や病院の諸々が整備され、ハイブリッドの様相を呈したりすることがあるのかもしれないが、いまだ不勉強のためにcatch upできていない。いま有能な人のふりをして英語を使ってみたが、そんなことをしても無駄なのだ。本来オンライン診療の現状について学ぶべき時間を使って私は連ドラやオーディション番組をみているのでいつまで経ってもcatch upできない。

オンライン診療に関して、ひとつ私が気にしているのが、「場」がなくなることについてである。診療というのは、まず明日は診察日だ、みたいなところから始まり、起きて準備をして、病院まで移動し、病院に来て、受付をして、待合室で待って、それから診察室に入り、目の前で医師と話をして、診察が終わったらまた受付で待って、帰りがけに薬局に処方箋を渡して、場合によってはケバブサンドなどを途中購入して帰宅する、みたいな流れがある。その過程それぞれで人と会う。ケバブスタンドのお兄さんと雑談してから帰るのが慣例、みたいになることもあるだろう。

オンラインでも、対面でも、私が診察を行うということには変わらないが、ちょうど成城から都心部のクリニックに、精神科病院から大学病院に変わるのと同じように、その診察の瞬間以外の場の要素というのがすべて変わるわけである。というか、オンラインの場合は、それが全部省略されることになる。たぶん、診療の感じ方は大きく変わるだろうし、それがどのように診療に影響を与えているかという点については考慮にいれないといけないだろう。

また、いつでもどこからでも接続できるオンライン診療はおそらく受診閾値を下げるが、「いつ」と「どこ」に所見のある場合はその所見は隠されることになる。つまり「働いている人なのになぜ平日の日中に？」とか「こんな遠いところからわざわざうちに？」みたいな情報から、核心的な問題にアクセスするルートは少なくとも断たれるだろう。

待合室での様子や入室時の雰囲気、椅子に座るまでの歩行、人を前にした時の行動、など対面したときのすべての言葉以外の情報も激減すると言っていいのかもしれない。画面上だとその情報がない分、別の部分で無意識に補ったりするようになるのかもしれないが、今のところはまだ分からないでいる。

こう書くと私がオンライン診療に異を唱えている変わり者のようになってしまうのでそれは否定しておきたいのだが、オンライン診療は今後必要になってくるのだろうし、ぐだぐだ言っている間もなく否応なくオンライン診療をメインにやらないといけない日も来るのかもしれない。そのとき、たぶん最初のうち私はこの情報がないことに恐怖するだろう。しかし、まあたぶん慣れるし、そういう現実があって、そこからどうするかを考え、なんとなくできてしまう気はする。でもそのときに、私と共に「場」を去る患者さんたちが述べていた、「場」とそれに付随するものが無くなることへの寂しさのような、諦めのような、あのニュアンスというか色は覚えておきたいなと思うのである。

身体に合わせる

今日は「現役精神科医の教える超健康術！　これだけ知ればアナタももう不調に悩まされない！」について語ろうと思う。

などというと尾久が怪しい健康法を本に書いて一般向けに売ろうとしたり、テレビ・ショーに出演しひな壇でバラエティ的所作もしつつ時に「熱中症には水分だけでなく塩分も重要」みたいな普通のことを専門家然としてコメントする医者タレントを目指すなど、完全なる闇落ちの第一歩を踏み出した、と思う人が多数いるかもしれないがそういうわけではない。

実際に自分で実践しており、かつ患者に比較的よく助言することのある〝健康術〟を世に伝えたいと親切心から急に思ったのであって、まったく闇落ちではないわけだが、闇落ちしている人のほとんどはこういう親切心や義侠心から闇落ちへの第一歩を踏み出しているので結果的に闇落ちの第一歩である。それに、私はそもそも書籍に「こうすれば体調が良くなる」みたいなことを書くことが好きではない。後々述べることになるが、読んで実践した人の体調に責任がもてないからである。

しかし、もし書くとしたらという空想は時々することがあり、単体で書籍にすることはまずあり得ないが、一つテーマを選ぶのであれば「身体に合わせる」ことについてかなと思う。

どういうことか。例えば朝起きて身体がだるいときは、なるべくそのだるい感覚のままにすごし、仕事なども力を振り絞らずにやる。だるい感覚でできる程度の仕事のみやる。なにか激しい予定、例えば論文を書く、4回転トーループにチャレンジする、89種類のスパイスを使ったカレーを仕込む、みたいなことを予定していた場合はスキップするか適当に流す。で、例えば午後になって復調してきたら、その体調に合わせてまたできることをする、といった具合である。

なんだそれ、と思うだろうか。普通やん、そんなの誰でもしてるわ、と思うだろうか。私の見立てによれば、こういったことが細かくできる人はごくわずかであって、患者に限らず、ほとんどの人が身体に合わせるということが苦手である。

最も多いパターンはこうだ。すなわち、朝起きる。身体がだるくて何もかもやる気がしないし死にたいような気持ちで一歩も動きたくない。しかし、今日は89種類のスパイスを使ったカレーを仕込まないといけない。くそ、どうしてこんなに具合が悪いのだ。本当だったら朝から鼻歌で「春風はひかりとともに」を歌いながら爽やかな気分で89種類のスパイスを使ったスペシャルカレーを作り、道を歩いている人に配ってまわる慈善事業を元気にしていたはずなのに……！と思いなんとかカレーを仕込もうとするのだが、やっぱり身体は動かず、89種類のスパイスを使ったカレーを仕込むことのできない俺はダメだ。くそ、本当だったら今ごろは鼻歌で「春風はひかりとともに」を歌いながら……と思考は延々とループし、最悪の気分がさらに加速し、ますます動けなくなる、という悪循環に陥る。

ところで「春風はひかりとともに」って誰のどんな曲だっけ、と思って検索したところそんな曲自体がなくて恐ろしくなった。パラレルワールドで聴いた曲だったのだろうか。

そんなことはどうでもいいが、何を言いたいかというと、人は調子のめちゃいい時を勝手に基準として物事を考えやすいということである。先の人物であれば、「春風はひかりとともに」を鼻歌で歌いながら89種類のスパイスを使ったカレーを作り配ってまわることができる自分、というのが、その日をまだ迎えてもいないのに勝手に想定されている。

明日なにが起こるか、ということは大体は想像がつくが、ちょっとそれは油断した考えであって、突然体調が悪くなることはもちろん、戦争や疫病など想定していないことが起こって前提条件が変わってしまうことなどいくらでもあり得るわけである。

しかしそれこそが「現実」なわけであって、その現実をまず受け入れてからどう行動をとるかということを決定していくのが普通なはずなのに、我々はいつのまにか不都合なことが起こるとその「現実」の方が偽物で、想定していたシナリオこそが本物だと錯覚することがしばしばあるような気がするのである。

つまり、想定していた本物の自分から外れてしまい、不本意な状況になっている。早く本物に戻さないといけない、みたいな観念から無理をしようとするので、その現実と理想のギャップから具合が余計に悪くなる。治るものも治らない、みたいになりがちである。

もう一度いうが、あくまで予測した未来のほうが偽物であって、現実には起きたことがすべてである。だから、朝起きて具合が悪かったとしても、具合が悪くない自分というものはどこにも存在していない。あり得た可能性はあっても種々の条件からそういう現実にはならなかったわけであり、なぜならなかったのかを考えるのは「もし本能寺の変で織田信長が死ななかったら」みたいなパラレルワールドを考えているのとそう変わらないと思う。

現実にいち早く対応するということが重要である。今日は具合が悪い。だったらこれくらい、というふうに修正しないといけないのである。カレーを配ってまわるのはやめて寝ているのが一番いいと思うが、もうSNSでも宣伝してしまったし、インフルエンサーがいいねをつけてくれていたからやらないわけにはいかないし、という現実も同時にある場合はあって、そういうときは89種類のスパイスを使おうと思ってたけどしんどいので5種類くらいにしてしまおうとするとか、自作のラッシーもつけようと思ってたけどしんどいからそれはなしにしようとか、早く行って看板を立ててツイートもして、と思ってたけどそれは別の人に任せようとか、節約してるから電車移動と思ったけどタクシーで移動しようとか、シャワーを浴びてヘアスタイルもセットするために余裕を持ってこの時間に起きたわけだけどそれは最低限櫛でとかしておく程度にしてあと1時間は寝ようとか、そんなふうにして全力で現実に対応するわけである。

これだけで結果はぜんぜん違う。想定した理想の今日から離れられないと、もうそこで挫けてしまう。どうして、どうして、なんとかあの理想の状態までもっていかないと、みたいなことを考え、全部を予定通りにやろうとするので余計に体は動かなくなる。一方で、現実を受け入れて対応すれば、なんとかはなることが多い。

少し言い方を変えて、引き分け狙い、と伝えることもある。つまり、全勝優勝をしないといけない競技というのは少ないわけで、ここは別に引き分けでもトータルで勝てばいい、みたいな戦略はあるわけである。場合によっては負けても大丈夫だったりする。

例えば剣道の団体戦、先鋒と次鋒が勝って2-0で中堅に回ってきたとき、勝てばそこで試合が決まるわけだが、相手が自分よりもむっさ強い相手だった場合、無理に勝ちを目指そうとすることでかえって隙をつくってしまい、負けるリスクを高めてしまうことになる。負ければ2-1となり、副将、大将と負ければ団体戦に敗北してしまうことになる。こういうときは、引き分けを狙いにいったほうがいい。勝ちを狙いに行って引き分けることよりも、引き分けを狙いにいって引き分けることのほうが容易だからである。ここが引き分けだと、相手は副将、大将と両方勝たないといけないことになり、かなりのプレッシャーがかかるだろう。

そういう意味で、例えば今日がダメでも1週間のトータルで勝てばいいと考えてもいいかもしれないし、今週がダメでも年間のトータルで勝てばいいとか、そういう考え方もできる。剣道とは違うだろと思うかもしれないが、武道の試合のように時々刻々と変化する状況のなかを生きるのが日常なのであって、その対処の仕方は間違いなく同じはずである。先鋒、次鋒が負けて回ってきた中堅戦で、本当は先鋒と次鋒が勝つはずだったのにということばかり考えて、なんとかそうならないだろうか、と思いながら試合をする人はいない。現実をただちに受けいれ、都度行動を変化させることが日常を過ごす上では重要なのである。

ということで本当はこの文章をもう少し論を展開させようと思っていたけれどもなんか身体が怠いので、今日はこのくらいにしておくことにする。健康第一。

強制医療の悩み

基本的に医療ドラマは観ないし、医療をテーマにしたドキュメンタリーとかもあまり観ない。医者になる前はそうでもなかったのだけれども、医者になってからは特に顕著で、表面的には家に帰ってまで医療現場のことについて考えたくない、ということにしていたのだけれども、よくよく考えてみれば、私は家に帰ってからのほとんどの時間を文筆の作業をする時間に充てており、そのうち半分くらいは医療に関する内容である。家に帰ってまで考えたくない、などというのは明らかに気のせいである。

もう一つ表面的な理由があるとすれば、医療ドラマとかを観ていると粗探しをしてしまうというか、どうしても変なところが目に入ってきてしまって、そのことばかり気になってしまう、というのがある。「先生、目を覚ましました！」「もう大丈夫！　ミサキさんは助かったんです！〈壮大なバラード曲〉」みたいなくだりも、ドラマ上の演出であると思えばいいのだが、どうしても単に鎮静を切っただけではないか、とか、モニターをみる限りはずっとバイタルは安定しているようだが……みたいなことがノイズとして頭に浮かんでしまって集中できない。

とはいえ別に医療ドラマでなくとも、多くのドラマで病院のシーンというのは出てくるし、それだけが医療ドラマを観ない理由とは思えない。もっと核心的な理由がある気がする。

同じような感覚になるもの、というのを考えていくと、話題になっている医療ネタというものもあまり見たくない気がして、なるべく見ないようにしている。それは、Twitterにいる医師たちの間で話題になっているニュースとかもそうだし、コロナくらいの規模のものについてもそうである。コロナについては発信はもちろんしないし、受信も必要最低限にするようにしていた。Twitterで医師に話題のニュースに至っては見たくなさすぎて、知り合い以外でタイムラインに流れてくる医者のアカウントの大半をミュートにしているくらいだ。

考えてもみると、医療ドラマやドキュメンタリーも、内容そのものが嫌というよりも、放送と同時に流れてくる諸々の感想をみるのが嫌なのかもしれないと気がつく。医療ドラマや医療ドキュメンタリーを観ないのは、単にほかに観たいドラマをネットフリックスで観たり、サバイバルオーディション番組を観るのに忙しいからで、それだけであればあえて観ないという行動はとらない。私はあの感想の洪水を無意識には避けている。なにか分からないけれども、医療コンテンツが医者なり一般人にあれこれ言われているとき、なぜか自分が批判を受けている感覚になる。何か、言い訳や弁明をしないといけない気がしてくるのだ。おそらくそれはTwitterでなにやら述べている医師なども同じで、弁明しないといけない感じがするから弁明しているのではないかと思うのである。

例えばドキュメンタリーで医療訴訟の問題をやっていたとすると、私自身は訴訟を受けたことはないけれども、訴訟の種のようなものは毎日毎秒そこいらじゅうに散らばっており、毎度なんとかかわしにかわして生きているわけで、一つ判断を、あるいは言葉を間違えば糾弾される側という感覚が常にある。だから、訴訟が取り上げられ、例えば担当医師の対応がまずかった、みたいな話で一般の人や医療者が槍玉にあげているのをみると、なにか自分が批難されているような気がして、心の健康に良くない。

つい先日は、精神科医療のドキュメンタリーがあったようで、ミュートしてもミュートしてもその話がタイムラインに流れてきた。定期的に話題になる強制医療の是非の話で、とくに話題になったのは強制医療の是非云々の話以上に、論外なレベルの扱いを患者さんに対してしていた病院の話らしい。

いま論外な強制医療と述べたが、では、論外ではない強制医療とはなんなのか。精神科病棟では、強制入院が法的に定められている。措置入院という行政が決める強制入院に加え、医療保護入院という制度がある。医療保護入院というのは、病院の精神保健指定医と患者の保護者との合意で患者を入院させることのできる制度である。

これは、患者がまったく同意をしていなくとも入院にできるため、強制入院、もしくは非自発入院などとも呼ばれる。かなり多くの患者さんが入院のときに「人権侵害だ！」と言うのだが、実際ふつうに考えれば人権侵害である。しかし、この人権の制限は精神保健福祉法によって定められている。

どういうときにこの強制入院が成り立つのかといえば「入院治療の必要があるが、患者が同意できないとき」である。例えば統合失調症の幻覚妄想状態で、幻聴に命令されて全裸になってセンター街を走り回ったり、正体不明の諜報組織に付け回されているという妄想があり、道ゆく人に「知ってるんですよあなたたちの狙いは！」などと言って回っている場合、これは多くの場合入院治療の必要がある。しかし、患者さんには病識がないことが多い。つまり、自分の考えていることが妄想であるとか、耳に聞こえてくる声が幻聴であるという認識がないため「病気なので入院しましょう」などと医者に言われても、ピンとこないのである。

一方で、抗精神病薬を使用すると、それなりの数の患者さんから妄想がなくなり、社会復帰ができたりするため、当然この病気を治してほしいと家族は思うし、医者も治したいと思う。そのために、この強制入院のシステムが存在している。

しかし問題は、本人の意にそぐわないことをしているということである。

当然、「病気」が改善した後に話を聞くと、あの時は私はおかしかった、と話すので、この治療はやった方がいいよな、ということになっているわけである。一方で、全員が全員納得するわけでもない、というのが難しいところで、例えば躁状態の人とかはすごく難しい。

多弁で考えが次々に浮かび気が大きくなって寝ないでも大丈夫で一日中活動しまくっているような状態を躁状態というが、そういう人に「入院しましょう」というと、大抵断られる。これが私の本当の姿なのだと主張したりする。外からみていると明らかに周囲とぶつかりあっているし、現実的にトラブルを起こしまくっているので、医療保護入院になり治療がされるわけだが、患者さんの話は全部ではないが一部は納得できてしまうところが必ずある。

双極症（躁うつ病）というのは、特に理由もなく躁状態とうつ状態を生涯で繰り返す病気である。その背景には生物学的基盤、つまり、脳の生理学的・生化学的異常があると言われており、言ってしまえば将来的には神経疾患の一種として扱われる可能性があるであろうというのが、近年の精神医学的なものの見方である。なので、躁状態だ！と思ったら話をあれこれ聞いたりするよりもとりあえず薬を投与するのが第一選択の治療となっている。

一方で、躁状態というのは心理的にも出現することが知られている。例えば大変落ち込むような状況になった人が、かえってハイテンションになっていろいろ活動しだすような場面は見たことないだろうか。これは躁うつ病になったというわけではなく、そういう心の動きである。

しかし、生物学的な躁状態、つまり躁うつ病の躁状態にあると思われる人も、話を聞いているうちに、なぜこの人は躁状態にならざるを得ないのか、ということが理解できるようになったりすることがある。そういうとき私は「病気」ではなく「心」を見ているわけだが、一方で間違いなく「病気」の部分もあって、薬を飲まない限りはある程度以上は改善しないであろうと分かる部分もある。一方で、それは本人には理解されないので、本人の意にそぐわない投薬をしない限りいつまでも改善しないという状況が生まれる。

医療の一般常識としては、やはり明らかに病気の部分は放置しておかずに強制介入するのが予後が良いわけだが、何十人かに一人くらい、あれ、これは本当に強制介入するのがいいのか……と思う人がいて、そういうときは慎重な判断が必要になってくる。

また、「心」をみずに「病気」のみをみて投薬すればその場での症状は改善するが、落ち着いたあとの診察では、「病気」をみるだけではなく「心」をみないと再燃しやすい気はしている。強制医療は法的なものなので「病気」の側面で議論されるが、「心」の側面をみていると、どう折り合いをつけるべきか、ということでいつも悩んでしまう。

この辺りの日常的な罪悪感と、医療の話題を見たくない感じは結びついているのだと思うが、おそらくスパッとできないものではあるので、いつまでも悩み続けているのが正解なのかもしれない。

精神科医の書く一般書について

本書も精神科医の書く一般書なわけだが、「精神科医の書く一般書」界ではわりとマイナーな書籍であると自覚している。ではメジャーな「精神科医の書く一般書」とは何かと考えると、いま現在苦しんでいる人に向けた「心が軽くなる方法」や「ポジティブになれる方法」などについて平易な言葉で述べた書籍である。

書籍ではないがこれに類するものとして、Twitterなどで精神科医アカウントが呟く「息を大きく吸って周りを見渡してごらん、みんなあなたの味方だよ」「辛いときは逃げたっていいんだよ。あなたは頑張ってる」みたいなポエム調の文言などがある。あるいはTikTokなどでの「メンタル病む人にいますぐやって欲しいこと5選」「実は怖い〝笑顔うつ病〟になりやすい人」などの投稿動画なども同様である。見ていて気恥ずかしくなり、あちゃーみたいな冷笑的な気持ち、ちょっと小馬鹿にするような気持ちが出てくるのだが、なぜそんな気持ちになるかと考えると、意外にわからない。

　整理して考えてみる。一般向けとはいえ、明らかに、苦しい人が興味を持つような情報を発信しているわけで、意図せずとも苦しい人は自己治療の一環としてその情報を利用することになる。つまり、その医師は間接的に顔の見えない人を治療することになる。とはいえ、これは私の書籍においても大差はなく、苦しい人に読ませる意図では書いていないが、苦しい人は何かヒントがほしいと思って精神科医の書いた書籍を自己治療のために読む可能性がある。さらに、読むことによって癒される側面があるかもしれない。

　一方で副作用というか、読むことによって傷つくこともあり、一対一で診療をしているわけではないので、その傷つけた責任をとることはできない。小説や映画を観て勝手に傷ついた人の責任を小説家や映画監督がとれない話と構造上は同じことになる。と考えるとそもそも一般書を書いている点で、私がポエム調のツイートをしている精神科医を小馬鹿にするのはおかしな話である。そもそもふだんからポエムを書いている人間が一体何を言っているのだと自分に愕然とした。

　もう一つああいったコンテンツで容認できない点があるとすれば、誠実じゃない感じにあるかなと思う。まじめな内科医が「白湯を飲めばがんにはならない」みたいな健康本を敵視するのと同様に、〇〇をすればこうなるとか、△△病の人が絶対にやってはいけないこと、みたいにして、全員に当てはまらない一般論を、ひどいのに至ってはほぼ出鱈目《でたらめ》な内容を、精神医学の公然の事実のようにして語るのが腹立たしい、のだと思う。あるいは内容は別におかしなことは言っていないが、タイトルだけ過激、みたいなのも腹立たしくなる。

なぜ腹立たしいか、と考えると、患者がTikTokの精神科医の言う単純な言説を信じて、複雑で粘り強くやらないとどうしようもならない診療を放棄することがあるからである。これは悔しい。陰謀論を信じる人に似て、あるタイプの人は、今までの苦しみから逃れられるかもしれない単純な原理を目にすると、今まで自分が向き合ってきた複雑で辛い現実は、このたった一つのメソッドを知らないために起こったのだ、と認識することがしばしばある。

こうなってしまうといろいろと説明しても、権威のあるTikTokの先生は知っていて、たまたまかかった病院でたまたま当たった凡庸なこの精神科医は知らないのだ、というロジックが完成されてしまい、離れていってしまうことが時々ある。そういうコンテンツはいつの時代もいくらでもあるし、そういう人だから仕方ないと思ってみるわけだが、なんとなくこれは嫉妬なのかもしれないと思う。

別に、すべての患者さんが自分の元で診療したほうがいいとは思わないし、かかる医師も何を信じるかも患者が自由に選べばいいと思うが、やはり自分よりもワケの分からない医師を選ばれたと思うと、敗北感が生じてくる。自己を否定されたような感覚が生じる。

しかし、ワケが分からないというのは完全に私から見た目線での話であり、私が真面目に書籍を書いているのと同様に、真面目に患者向けの情報を発信している人がほとんどであろう。もう少しカメラを引いてみれば、臨床をして論文を書いてということに注力している人から見れば、エッセイ集などといった軟派なものを世に出している私もTikTokerとまったく同じ括りというか、ワケの分からない存在であり、私の本を読んで他の先生の診療に悪影響を及ぼし、悪く思われていることもあるかもしれない。

それに、私が小馬鹿にしている本というのもよくよく見ていると10万部突破とか書いていることがあって、驚愕してしまう。例えばこの本が10万部売れるということはまずないだろう。なぜかアリアナ・グランデが本書に目を留めてメディアで絶賛する、みたいな奇跡が起きたとしてもせいぜい1万部くらいではないだろうか。当然これは人文学書として学術的な背景を元にした内容のものを売るからであって、比べるものではない、というのはそうなのだが、この本の方が、ポジティブになれる方法をうたった本よりも学術的に優れているという根拠はどこにもない。

一般的な感覚からすれば、売れる本を書かずに、売れない本をわざわざ書いているというのは、読者のことを考えていないのではないか、自己満足の範疇なのではないかと言われるとまったく反論ができない。これは馬鹿にできない話である。「そんなの学問的には浅い話だよ」

と、いくらいったところで、一般書として売れているわけだから、その事実は、多くの人の関心を惹きつけている証拠として強い。

じゃあ、この書籍も〝メンタル弱い人が3日で鋼のメンタルになる方法〟というタイトルにでもすればいいのではないかと思ったが、そういう思い切りはある程度は必要かもしれない。というのも商業出版のフローに載せて文章を書いているわけであって、優先度の問題はあるが、利潤追求という視点は外すことができないだろう。度外視するのであれば、論文を書いたほうが学術的な純度は高い。

患者向けの一般書を書く精神科医を小馬鹿にしたくなる気持ちが私に芽生えたのは、小馬鹿にでもしない限り自己を保てないからである。文献も少なく学術的な背景も明示されていない本書のどこが「学問的に深い」のだ？などと言われたら「いやーそうですね」としか言えないし「誰に売るために書いているの？多くの人にとって読みたい内容ではないんじゃない？」と言われたら、「そうかもしれないですね」としか言えない。この偉い俺が書いた本だからすごいだろう、みたいな感覚で、自分の書籍の価値を規定していないだろうか。お前はそもそも誰なのだ。お前は何者でもない。お前はただ医師免許を持って10年くらい働いただけの34歳のおっさんなのを忘れたのか。

自分で自分に直面しているうちにあたりが真っ暗闇になっていた。何も見えない。もう駄文を書いて世に出すのはやめよう。病院に行って働き、家に帰って勉強をしたり論文を書く日々を送ろう。私は一切の文筆活動を停止し、病院と家をただ往復した。
決意して何ヶ月かが経った。再び私のなかに駄文を書いて世に出したいという欲求が生じてくるのを感じた。そう、これは欲求なのだ。誰かのために書いているのではなく、単純に自分の欲求に従って書いているのだ。その欲求とは、自分のなかにある不明なことを整理しておきたいという欲求である。昔で言えばチラシの裏、今で言えばスマホに内蔵されているメモアプリにでも書いておけばいいものだが、恵まれたことに私はそれを出版して世に出すことができる状況にある。しかも9割くらいはお世辞かもしれないが、出版社の人も面白いと言ってくれる。書籍として売り出す価値があるかどうかを決めるのは出版社の人である。だったら私は何も考えず、欲求に忠実に駄文を書きまくればいいんだ。そうだ！駄文を書きまくればいいんだ！駄文を書きまくればいいんだ！〈段々大きな声で〉駄文を書きまくればいいんだ！！！〈全員で正面に向かって叫ぶ〉
といった謎の舞台演劇調に文章を途中からしたところで、書籍の場合は誰にも怒られない。論文でこのようなことを書いた場合、査読者から「P7、L11-13〝駄文を書きまくればいいんだ！〈段々大きな声で〉駄文を書きまくればいいんだ！！！〈全員で正面に向かって叫ぶ〉〟という箇所についてですが、学術論文の体裁として不適切ですので修正してください。他にも同様の問題があるので確認してください。」などと書かれてしまうだろう。しかし、本書はエッセイ集である。同じ調子で12万字もあると辛いからアクセントになっていいですねとか褒められるかもしれない。そもそもエッセイ集というのは自分の日常で思ったことを書く文学形式ではなかったか。ではこのような悩みのなかで暗闇に落ちる必要はなかったのでは?

道中不適応

講演で大阪に行って、滞在中のホテルでこの文章を書いているのだけれども、実は30代なかばにして初めて大阪に行った。学会は神戸や京都で開催されることが多く、それ以外で生活エリアの外に出ることがほぼないためである。

というと、え～ユニバに行ったことないんですか！などと言われることがしばしばあるが、まあない。関東にあるディズニーランドですらギリである。旅行とかで普通大阪とか行くじゃないですか！それもないんですか？みたいなことも聞かれるが、まあない。

今回もせっかく大阪に来たのだから、ユニバに行くことはなくとも、たこ焼きや串カツを食べたり、道頓堀という場所や阪神甲子園球場に行ったり、お笑いを見に行ったりすれば良かったのだが、それもしなかった。え～お仕事そんな忙しかったんですか？めっちゃもったいない！と言われてもおかしくはない。

ところでさっきから架空の後輩女子みたいな人に質問ばかりさせているが、平素、こうした後輩女子みたいな人がいる環境ではないので、このようなことも聞かれない。「大阪行ったことないんですよね〜」と私が述べ、呼応して職場のおっさんたちが「あーそうなの」などと感想を述べ、終了である。

そもそも、旅行をする、ということを自発的にしてこなかった。感染症が流行する前は海外に1週間くらい滞在することもあったが、それは学会のためであって、とくにホテルから出ることもなく、部屋でコーヒーを飲んでベッドに横になったり、漫画を読んだりして過ごしていた。え〜もったいない！もっといろいろ行けばいいのに……とまた架空の後輩女子に言われるわけだが、私としてはプラスタ飯をどこか美味しいレストランなどで食べたり、ケーキの美味しい店とかでお茶できれば十分外国を味わえるわけで、寺院や美術館を巡ったりしなくてもいいのである。

いやいや、旅行というのはその国や土地の歴史に触れることが何よりも重要なんだよ、などと今度はオジに説教をされるのだが、そういう意味ではけっこう地理と歴史には思いを馳せることは多い。例えば過去にその土地であった大地震や大火、事件、戦争の歴史などはけっこう興味があって調べることがある。調べると言ってもネットを閲覧するくらいである。

先日は沖縄に行った際、ふと台湾と近いよなということに気づいて、小琉球・大琉球という歴史上の言葉を知り、そこから台湾の歴史や、ドラゴンフルーツやマンゴーの採れやすいところ、八重山地震のことなどを、主にWikipediaを用いて一日中調べたこともあった。とはいえ、一日中調べていたのでホテルから出ることはなかった。

しかし、この地（の近く）でそういうことがあったのか、と考えるだけでも旅を感じるというか、旅行に来たなあという気分が十分満たされるし、なんなら寺院や美術館巡りをしたほうがかえってただ無限に階段を登っているだけとか、人の流れに合わせてうろうろし、ときどき爽やかな声質の日本語音声ガイドなどを聞いたふりをするみたいになってしまいがちで、その土地や歴史にちゃんと触れられない感じがある。ちゃんと触れるとは……？という話だが、気づくと私は歴史上の有事ばかり調べている。寺院や美術館が土地に根づいた日常だとすれば、有事は非日常である。私にとっては非日常のほうが土地や歴史に触れた気がするらしい。有事のほうがバーチャルなイメージを喚起しやすいからだろう。つい数ページ前でバーチャルに反応することに否定的な意見を述べたばかりなのに、矛盾がすごい。

とはいえ、現地の人に混ざって現地の人しかいかないところに行ったり、知らない人と同じ部屋に泊まってバックパッカーみたいなことをするのは私には厳しい。日本語ですら知らない人とコミュニケーションをとるのが難しいのに、いわんや〜をやでである。どの国に行ってもなるべくいい感じのホテルとかに泊まりたいし、不便を感じるとお腹を下してしまう。いつだったか、ウィーンに行った時にコンビニがないというだけで下痢をしたことがある。

つまり驚くほど軟弱で刺激に弱く、外国はおろか大阪や沖縄程度でも元の生活と大きく異なる環境に置かれるとかなりつらいので、結果的に沖縄に行ってもずっとホテルで『闇金ウシジマくん』をみているだけみたいになってしまいがちである。これだけ空想優位だと、将来的にバーチャル旅行とかの体験ができるようになったときに一番恩恵を受けそうである。おそらくバーチャルでも寺院にはいかないだろうが。

こんな私は、本来適応障害とかになりやすいのではないかと思うが、こと仕事に関しては今のところ問題なく働けている。元気だったことはあまりないが、元気でなくとも仕事は普通に毎日している。医業というのはどこでやっているか、ということはもちろん関係あるのだが、基本は似たような環境下で似たようなことをやるわけであり、それよりも、誰とやるか、ということの方が環境を構成する要素として明らかに大きい。言ってみて思ったが、医業に限らずなんでもそうかもしれない。「適応障害」と病名のついた診断書を発行することになる患者さんのうち、多くが人間関係により具合を悪くしている。最も多いのは上司にいじめられているという話である。

私の場合、そもそも異常人格ドクターが上司だったことがない、ということも恵まれてはいるが、もともと複雑な人間関係や年中怒っている人などとトラブルにならずに付き合うことが昔から得意であり、それは自分の意見というものがほぼなく、自分の意見よりも場の空気が悪くなることの方が不快なために、声が大きかったり怒りっぽかったりする相手にも合わせることが容易だからである。

よって、都内の人間関係が複雑な病院で働くよりも、人間関係も労働条件も素晴らしい国外の病院で働くほうが、私の場合は土地に馴染めずに容易に不適応になるのではないかと思っている。今国外の話をしたが、なんなら大阪の病院に行く程度のことでも起きるかもしれず、医者はやめても土地は移動しないほうがいいなとふと思ったのであった。

私自身の例から連想したのは、適応障害において重要なのは、どの要素に極端に弱いかを特定することである。人間関係はいいけどやり甲斐のない仕事ばかりの部署にいると自分が情けなくなってきて具合が悪くなる、とか、職場に一人でもぴりぴりした人がいると自分にイライラしているんじゃないかということが気になって気になって具合が悪くなる人、とか、要素と人間のそれぞれのパターン分けが重要である。今自分が苦手な要素を把握しておけば、それを避けることによって適応障害にならずに済むわけであって、みんなよく自分のことを振り返ってみるといいと思うのだが、実際そううまくいかないのは、なぜか分かっていてもつっこんでしまうということが人間あるからであろう。また、自分自身もそうなのだが、行ってみたら意外に楽しいかもしれないとか、むしろ異常ストレス下に自らを置くことで、今までにない才能が覚醒するのではないか、とかいう考えが微妙にあるからである。私はころころ考えが変わるので、5年後にはまったく違うことを述べている可能性があるのだが、今のところ無理しないことを人生では優先している。

適応障害になったらなったで、最も自分の避けるべきポイントを知る機会になるかもしれない。などと戦場に咲いた花ではなくて、不幸中の幸いではなくて、雨降って地固まる的な考えもあるかもしれず、実際そうなったらなったで運命なのだと思うのだが、できるだけ具合悪くなりたくないものである。

帰りの新幹線、少し先の時間を予約してしまったので、新大阪駅のスタバで作業をしようと思ったのだが、店員さんの挨拶が「まいど、おおきに!」で完全なる異国に来てしまったと青ざめ、慌てて乗車する時間を早めて新幹線に今飛び乗ったところです。家が最高。

サプライズ

サプライズというものが苦手である。

例えばカップルがカフェのテラス席で茶をしていると、突然目の前の道化の格好をした人が踊り出す。あれ？ 大道芸人の人か何かかな？と思って見ていると、突然近くにいたサラリーマン風情の男も踊りに参加する。その動きを見れば直ちに本職がサラリーマンではなくダンサーだと知れるような、異様にキレのある動きである。

どうやらそういう催しが始まったらしい、という空気感になる。するとネギを抱えた主婦（本職はダンサー）や、杖をついたよぼよぼのおじいちゃん（本職はダンサー）が次々に踊りに参加、さらには通りがかったランドセルの小学生までもがキレのある踊りを披露する。小学生の本職は小学生だろうが、おそらく本格的なキッズダンサーの類である。

いよいよ雲行きが怪しくなってきたあたりで、隣の席のカップルの男性が立ち上がり、ダンスに参加し始める。なるほど、これは女性のためのサプライズなのだなと思っていると、女性もなぜかダンスに参加してしまう。これではサプライズにならない。しかも、男女とも本職がダンサーとしか思えない動きである。

思うやいなや、突如彼氏が立ち上がり、群舞に参加してしまう。しかも動きがぎこちない。曲が盛り上がったところで一般市民に扮したダンサーたちが花道を作ると音楽のボリュームが少し落ち、花道の先にいる彼氏が

「えー、今日はミカに伝えたいことがあります、絶対幸せにするので、結婚してください」

と言うと、彼女は「待って待って待って待って待って待って待って待って待って待って」と言いながら口元を両手で覆い隠し「えー、嘘嘘嘘嘘嘘嘘嘘嘘嘘嘘嘘嘘嘘嘘嘘」と驚愕しながら涙を流し、最終的に「はい」と述べ、フォーなどとダンサーたちが奇声をあげて祝福する、みたいな一連のやりとりをフラッシュモブというが、特にこれが一番苦手である。フラッシュモブをしなければ退職してもらうと言われたら、退職を選ぶレベルである。

なぜ嫌なのかと言えば、恥ずかしいからである。しかしダンサーに混じって群舞するのが恥ずかしいわけではない。もしJR鎌取駅の駅前ロータリーを歩いている時に偶然BTSという人たちが通りかかり、ぜひ一緒に踊った動画をTikTokに掲載したいと依頼してきたら、迷わずOKするだろう。なぜならばBTSという人たちと一緒に踊っているだけで、なにかす

ごい人のように思ってもらえる可能性があるからである。

では何が嫌なのかと考えると、テンプレ感を再演するのがなんとも恥ずかしい。また、私のように性格が悪くなく純粋な方が「えー、めっちゃ彼氏さん素敵」などと言いながら私のたどたどしい群舞を好ましいものとしてみるのも恥ずかしい。

しかし、最もきついのは、公衆の面前で、プライベートなはずの関係を大々的に公開するということかもしれない。通常、プライベートな関係は、プライベートな場面でしか披露されない。よって、ふだんは「まーくん」「ちょびすけ」などと呼び合っているカップルも、人前では「うちの夫が」「妻は」などと社会的な呼称を使用する。「ちょびすけ」などと言っても多くの人は誰のことか理解できないし、「ちょびすけ」などというあだ名で妻のことを呼んでいるということを知らされるこちらとしても恥ずかしい気持ちになるからである。

そういう公開範囲の異常が起きている感じがして、フラッシュモブはきついのではないかと思う。カップルYouTuberなどにも同様の気恥ずかしさを感じることがあるが、どこか恋愛リアリティーショーに似て、若干の演出感を感じるので、それで意外に見ることができる。と述べると、私が日常的に好んでカップルYouTuberの動画を見ているかのようだが、そんなことはない。

この、サプライズ嫌だなという気持ちを深掘りしていくと、まったく深掘りする必要のない比較的どうでもいい話だということにまず気がつくが、そういった葛藤も超えてさらに深掘りしていくと、傷つきたくない、という私の脆弱性が露わになってくる。最も簡単なサプライズとして、誕生日の近い友人と食事にいった際、デザートをバースデープレートにしてもらう、みたいな行為がある。フラッシュモブはやったことはなくとも、これくらいのサプライズであればやったことのある人は多いのではないだろうか。

しかし、私はこの程度のことにもかなり葛藤的である。なぜか。一つには公開範囲の異常がある。身内で祝っているはずの誕生日を、周りの人も祝うみたいな展開になりやすく、これがかなり気まずい。3歳だったか5歳だったかの誕生日に、家族で下北沢のレストランに行った。そのとき、両親がバースデープレートを用意していたのだが、レストラン側の演出が過剰で、レストラン内の照明を落とし、スーツを着たスタッフ複数名がハッピーバースデートゥーユーをオペラ調で歌いながらケーキを持ってきて、私はレストランの客全員が見る前で蝋燭《ろうそく》の火を吹き消す羽目になった。

子どもが誕生日でバースデーケーキを吹き消していると、なにか可愛い愛玩動物がくるくる回っているかのような雰囲気があるので、まあかわいいーとか微笑ましい感じになってしまい、注目されてしまうのだが、あれが本当に恥ずかしかった、というのが、原初の体験かもしれない。一体どういうことだったのかまったく不明だが、私が蝋燭を吹き消したケーキは、なぜか周りの客に振る舞われており、私のところにはまったく異なるデザートがきたことを記憶している。あれは何だったのであろうか。

もう一つは、相手を傷つけるのではないか、という心配がこちらに発生していることが挙げられる。どうして？　サプライズをされたら嬉しいんじゃないの？と丸い目をして尋ねてくる純粋な人がいるかもしれないが、世の中にはサプライズをされるのが嫌いな人がいる。ときどきシンデレラ城の前でサプライズプロポーズをして断られている人がいるが、あの様子をみていると、一定数サプライズが嫌な人というのはいるのだろうなと分かる。

これは主に公開範囲の異常からくる羞恥心が関係していると思われるが、万一サプライズをしたのに、相手が微妙な表情をしてサプライズ嫌いであったらどうしよう、という気持ちがこちらに発生し、そうすると好きでもないサプライズをして、相手を傷つけるという最悪の結果になるわけで、そう思うとサプライズができない。もっといえば、サプライズを普通だったら喜ぶはずの人が、万一喜ばなかったらこちらが傷ついてしまうというのも大きい。心を込めて考えたサプライズが無下にされることを想像するだけで傷ついてしまう。

さらには、サプライズがサプライズにならないことで変な空気感になり、自分が傷つくことも恐れている。バースデープレートが有名な店などに行った場合、周りが全員バースデーだったりして、早くに食べ始めた人たちの席で次々とまったく同じサプライズがなされ、ああ、間違いなくこのあとここにも同じサプライズがあるのだろうなということを相手に察知させてしまい、異様に気恥ずかしい思いをすることがある。食事の味がしなくなる。

こうして謎の深掘りをしていくと、そもそもサプライズができないことを、私は未熟な人間の証だと考えているような節がどこかにある。つまり、人を喜ばせるようなことを葛藤なくできることが善、大人、みたいな気がするのである。それをばいつまでも思春期のようにくねくねして、あ、一応これ、誕生日だと思って、などとそっとプレゼントを渡すみたいな所業をしていて、馬鹿野郎、大人なら一丁ブルーノ・マーズの曲に合わせて踊ってみろよと一喝したくなる。

私はおそらくまだ思春期が終わっていないのだと思う。思春期のまま今日までくねくねとして過ごしてきたが、一体いつまで思春期のまま過ごすのだろうか。30年後くらいにはそろそろ大人になっていてほしいものだが、その頃には定年退職なので、会社の部署のメンバーと共にフラッシュモブをできたらいいなと思っている。などと会社員でもないのに会社員想定をしているあたりまだ自己とサプライズを切り離している証拠であって、やはり30年後も思春期が続いているのかもしれない。

サイレントマジョリティー

空気を読みすぎてつらい、とか、空気が読めない、とかは精神医学のなかでも一大テーマであり、とくに昨今は空気が読めないことと自閉症スペクトラム症が結びつけて語られやすい。もちろん自閉症スペクトラム症にそういう側面はあるが、空気が読めないことと一対一に対応しているわけではないことを申し添えておく。

感覚としては私が高校1年生のときくらいに、空気読めよ！とクラスのなかで言い合うのが流行った。それで、毎回空気が読めないでいる人は「空気」というあだ名で呼ばれたりしていたのを覚えているが、それ以前には空気が読めるか読めないかという視座そのものがなかった気がする。

うろ覚えだが、空気読めよ、という言葉がクラス内で最初に出てきたとき、そういう言い方があるのかと一瞬意外に思った覚えがある。はじめてきく言葉だが、空気を読むとはどういうことかという日本語のニュアンスは一発で分かり、すごい言葉だなと思った。というのは、ひょっとして捏造の記憶かもしれないのだが、たぶんテレビよりも先に、クラス内で流行した気がするのである。

空気読めよ、という言葉が出てくる前は、なんだか知らないけど話が長いとか、癇に触る、みたいに漠然と思っていたわけだが、アフター空気読めよの世界では、空気が読めないために話が長くなったり、癇に触ることを言ってしまうのだと直ちにわかるので、ああこの人は空気読めないんだと理解し直すことで、むかつきが減り、人間関係も変わったような覚えがあった。ラベリングは差別などに繋がりうる一方で、人間を個人ではなく属性で見る方法の一つなので、視界が開け、全体が見渡しやすくなるというメリットがある。

ところで、私はどちらかといえば過剰に空気を読むほうだと思ってきた。しかし、本当に空気を読んでいるのかといえば、そうではないのではないかと最近思うようになっている。どちらかといえば、私は対人のトラブルの雰囲気に敏感、もっといえば、人が自分を非難する雰囲気に敏感なのである。そういう背景があるところに、空気読めよ、という概念が入ってきたことによって、空気を読まない人はネガティブな感情を抱かれやすいのだ、というふうに認識し、それを避けるために「空気読めない」と言われないよう気をつけている、というのがよりコアな感覚に近い。

しかし、人が自分に非難の気持ちをもっているかどうか、というのは意外にわからないものである。例えば、精神科医として患者と対峙していると、一定の構造というものがあるから、ある程度は患者が自分に対して非難の気持ちをもっているかどうか、というのは推測しやすいし、現れてきやすい。一方で、ただの人として生活していると、そのあたりの文脈というのが読みづらくなるし、私も精神科医という役割を剥奪されているので、誰にどうネガティブに思われているか分からない、という感覚になる。

そうすると、なにか意見をSNSなどで申し述べるなどということは論外で、「あ」とか一言呟くことにも葛藤が生じてくる。『「い」』の気持ちは考えなくていいんですか?」とか「一文字で呟かれると怖いです。傷つきました」とか「お医者様がこんなくだらないこと呟くなんて、よくないと思います」とかいくらでも非難される可能性があるし、それよりももっと多くの黙っている人たちが「一文字で呟くと面白いと思っているんだろうか。承認欲求が高いなあ笑」とか「正直もっと真面目に医療に取り組んでほしい」とか思っているのではないか、という考えに支配されるため、結局「あ」と呟くことすらできなくなってしまう。

SNSで直接向けられる大抵の批判は無茶苦茶な内容だし、わざわざ言ってくるという時点で距離感がバグっていたり、衝動性を制御できていなかったりするのでまだ温かい気持ちで見守ることができるのだが、この一言も喋らない大半の人=サイレントマジョリティーが悪く思っているのではないか、ということが恐怖になるのである。

サイレントマジョリティーという言葉は、ニクソン大統領が初めに使った言葉だが、現在は欅坂46のデビューシングルの印象が強い。黙って周囲に迎合していないで自分らしく生きろというメッセージソングなわけだが、サイレントマジョリティーでなくなるということは、マイノリティーになるということである。つまり、その他大勢のサイレントマジョリティーから、悪く思われるかもしれないと、空想し続けることになる。そもそも気にしないタチの人であれば、サイレントマジョリティーであった過去もないわけであり、空気を読むことが生き延びることと繋がった体験をしている人であれば、サイレントマジョリティーという安全域から出ていくのは容易なことではない。

まあこんなようなことを少し違う方向性から『偽者論』という本で書いたのだが、不思議なことに『偽者論』を書いてから、あまりこの空想上のサイレントマジョリティーによる非難が気にならなくなった。

今までは、現実的には私が何を言っているかなんて、ほとんどの人にとっては気にもしないこと、というふうに考えようと努めるけどなかなか難しいみたいな感じだったのが、私の意見は私の意見であって、そんなにおかしなことを言っているわけじゃないのだから、人がどう思おうがそれはどうでもいいのではないか、と思えるようになったのである。

つまり今までは、人がなにか批判めいたことを考えているかもしれないと頭に浮かぶと、そちらの考えのほうが正しいような、自らがとんでもない間違いをおかしたかのような気分になっていたのである。ひょっとして最近は結構多くの人がそうなのかもしれないが、非難されると、その内容がめちゃくちゃでも、自分がいったん間違っている感覚になり、リカバーしなくていいのに何か言い訳をしないといけない感覚に陥ったり、自信をなくしたりしていたわけである。

つまり、自分で自分の考えを支えることができない状態である。確固たるものがなく、もっといえば、自分の考え自体が、誰か人の考えの受け売りである気がしているため、そもそも自信がない。よって、大きな声を出す人がいたり、もっともらしく高みの見物で意味不明の批判をする人のことが頭に浮かんだりすると、その人のほうが圧倒的に優っているような気がしてしまうのである。

そういう意味では最近になってようやく自分で自分の考えというものを支えることができるようになってきたのだろうか。思えば自分は、その時々で影響された人に完全に同一化するような考えを持ち、しばらくするとその考えに幻滅して別の人に影響され考えが180度変わる、みたいなことを細かいスパンで繰り返していた。これは思春期の心で起きていることとまったく同じであり、中3くらいで終わっても良さそうなものだが、私の場合は医者になってからもこれをやっていて、『偽者論』を書き終えたあたりでようやく、今まで取り込んできた人たちの考えをいい塩梅《あんばい》に配合した考え、みたいなところでフィックスした感がある。おそらくこれが「自分の考え」である。

「自分の考え」に自信はないながらも以前とは異なり、人が何かネガティブなことを言ったときにも、真っ青になって下痢をするようなことはなく、「自分の考え」と照らし合わせて、そのネガティブな意見を検討することができるようになったのだと思う。それに、大半のサイレントマジョリティーは、自分の生活が忙しいのでわざわざ私に注目していないということも現実的に検討できるようになった。

とはいえ、本書が大炎上して、毎日誹謗中傷が止まらなくなったら辛くて倒れるかもしれないが、そもそも大炎上するにはある程度遠くまでこの本が届くということが必要条件であって、遠くまで行くほど本が売れるのであれば、まあそれもありなのかなと若干思うのである。

高いいね血症

あ、もうタイトルで分かりましたよ尾牛さん、これは昨今若者が承認欲求を満たしたいがためにSNSでキラキラした投稿ばかりしているという社会問題について問題提起をしようとしているんですね！と後輩然とした男がいきなり話しかけてくるのだが、そういうことではない。それに私の名字の漢字が間違っている。

いや、そういう話かもしれない。実際に「いいね」というのは少しもらう程度なら嬉しいが、大量のいいねが血中を巡り始める高いいね血症の状態になると、毒性の方が問題になるのではないか、という話である。

私は2008年からmixiをやっていたのだが、毎日日記を更新していた。なぜ毎日？というと、実は高いいね血症に陥っていたからである。2008年といえば、19歳である。私は大学1年生であった。抑圧された中高時代を終え、楽しいキャンパスライフに繰り出し始めたところだった。大学は、横浜市立の公立大学であったが、キャンパスは横浜とはまったく言えない逗子や横須賀のあたりにあった。よって都心部で悪い遊びにハマるということもなく、身近な楽しみを見つけるしかなかったわけだが、そういった心の隙間に入ってきたのがソーシャルネットワーキングサービスmixiなのである。

まず、バーチャルに知り合いと繋がれるというのが、大変に画期的で興奮するようなことであった。マイミク申請をし、受諾されれば、大学の医学部の友人も、ほかの学部の友人も、部活の先輩も、コミュニティが異なるはずの高校の友人も、あまり話したことはないけれど少し気になるあの子、的な人も、全員と繋がれた。今では当たり前のような話だが、当時はまずこのことが震えるほど興奮するようなことであった。

さらに良くないのが、日記を書くと、マイミクがそれぞれにコメントをくれるのである。また、足跡といって、誰が自分の日記を見たかも分かるようになっていた。つまり、自分の表現物に、コメントをつける・つけない、足跡をつける・つけないという形で、即時に評価がついた。

ちょっと気になるあの子、あるいは一目置いているアイツ、みたいな人から「かみゅめっちゃ文才ある～」「めっちゃ面白い!!!」「文芸誌に送ってみたら?」などとコメントがくるだけで、今まで感じたことのあるモチベーションの1億倍のモチベーションが体内に溢れるのを感じた。俺は天才なんだ天才なんだ1兆年に1度の逸材なんだ天才だ天才だ天才だ天才だ天才だ天才だ天才だ天才だ天才だ天才だ天才だ天才だ天才だ天才だ天才だ天才だという自分自身の心の声が一日中響き続けていた。気づけばときどき自分でも「天才だ」と独り言で呟いていた。そして、モチベーションが平素の1億倍もあるので、さらに面白い文章を書いて公開しようと文章を練りに練った。そうすると、またちょっと気になるあの子、あるいは一目置いているアイツから絶賛コメントが届き、さらに1億倍の力、つまり1億の2乗倍の力が漲って、脳内にリオデジャネイロの街の光景が広がり天才だ天才だ天才だ天才だ天才だ天才だ天才だ天才だ天才だ天才だ天才だ天才だ天才だ天才だ天才だと叫びながら朝から晩までサンバカーニバルをしていた。

今思えばこれは、典型的な「高いいね血症」であり、非常に重篤で危険な状態なのだが、渦中にいる間は興奮して無我夢中なのでわけがわからなくなっている。友人のお母さんという人からなぜか私の日記のファンだというコメントをいただいたり、日記が面白いからということで、友人の友人がマイミク申請をしてくれたりした。数えきれないほど多くの人が「日記を読んでいるうちに好きになったので付き合ってほしい」と私に言いたそうな顔つきをして道を歩いていた。そんな日々は、恐ろしいことに約2年ほど持続した。

しかし、長くやっていると、その場で得られている富（?）や名声も、所詮は仲間内のもの、と思い、だんだん満足がいかなくなってくる。もっと巨大な富（?）や名声がほしい。なぜならば俺は天才だから天才だから天才だから天才だから天才だから天才だから天才だから天才だから天才だから天才だから天才だから天才だから天才だからと叫んで、私は自ら書き溜めていた詩を「ユリイカ」や「現代詩手帖」といった専門誌に送った。

そこで世間の厳しさを知ればよかったのだが、運良く送った詩は雑誌に載ってしまい、脳内で再びリオデジャネイロ街の光景が広がり天才だ天才だ天才だ天才だ天才だ天才だ天才だ天才だ天才だ天才だ天才だ天才だ天才だ天才だと叫びながらサンバカーニバルを繰り広げた。しかし、それも一瞬で、雑誌に投稿し続けるなかで、明らかに自分より優れた詩を書く人間が登場し賞をとっていったり、何ヶ月も自分の作品が載らないばかりか、佳作にも入らないみたいな日々が続いた。だんだんサンバカーニバルは解散傾向になり、たまに掲載されてもせいぜい数人のバックダンサーを従えた三浦大知がキレのある踊りを脳内で繰り広げる程度になり、この傾向は現在まで続いている。

高いいね血症の何が恐ろしいかというと、今まで感じたことのある1億倍のモチベーションが突如溢れてくるところにある。これは、自らの表現物を評価されるという刺激に初めて晒されたときに起こりやすいことだが、その評価がポジティブで、かつ何度か連続した場合に特に発生しやすいのではないかと考えている。「いいね」が血中を巡り、いいねストームを引き起こし、脳を中心とした諸臓器を侵し、当該行為の精神依存を引き起こすわけである。

つまり、うまくいってしまったほうが、かえって高いいね血症になりやすく怖い。しかし、なぜ怖いの？ 1億倍のモチベーションが出て、より面白い日記が書けるなら素晴らしいことじゃない、と言う人が出てくるかもしれない。何が怖いか。それは、mixi日記を書くみたいなどうでもいいことに1億倍のモチベーションを使ってしまい、2年もそればかりやっているという事態を引き起こしてしまうのである。私の場合は、現代詩の投稿欄という、途中で高いいね血症が起こりづらい場に移動したために自然軽快したわけだが、世には慢性高いいね血症になり、本来もっとやるべきことや、自分が成したいことがあるにもかかわらず、その存在やその気持ちを年単位で忘れてしまい、TwitterやInstagramに1億倍のモチベーションをかけつづけている人がいるかもしれない。

もちろん、それが目的、とか、SNSを通じて別のことを成し遂げることが目的になっているなどであればよいのだが、本当は別のことをしたいと思っていたはずなのに、というところがポイントである。

こうやって表現活動をしていると、なにかの拍子にまた高いいね血症に陥ってしまい、TikTokでバズを狙いつづけて3年とかになってしまい、いつの間にか高齢者になっている、みたいなことになったら怖いなと思っており、今大切な時間をかけてやっていることが、ただモチベーションが1億倍になったからやっているだけのことでないかということは常に検証していたい。

私は高いいね血症に比較的なりやすいたちである。別の言い方をすれば褒められて伸びるタイプなわけだが、高いいね血症による当該行為への依存を防ぐ方法が一つだけあることを知っていて、それは、期待の水準をえげつなく高くしておくことである。すなわち、いいねがたくさんついてバズるかもなあ、程度の期待を思っていると、実際にバズったときにすげー、すげー、すげー、すげー、とすげーしか言えない人になってしまい、高いいね血症に陥ってしまう。

例えば私であれば、なぜかこの本が10億部売れて80ヶ国語に翻訳され国連に呼ばれてスピーチをしたり、月収が1兆円を超えて困ったり、世阿弥の再来と呼ばれて人間国宝になったり、といったところを想像する。そうすると、万一奇跡的に1万部売れ、本来であれば高いいね血症に陥るところだったとしても、予想の10万分の1の売り上げなのでどちらかといえば絶望し、驕り高ぶるどころか「なぜ売れなかったのか」と反省し、次に繋げようなどと建設的・理性的に考えることができるだろう。よく考えれば全然理性的ではないのだが、とにかく1億倍のモチベーションが出る方が怖いのである。

とはいえ実際は1500部とかしか売れない可能性が十分にあるので、ぜひ皆さまレジまでお持ちいただけると大変家計が助かります。どうぞよろしくお願い申し上げます。

＊分かっているとは思うので念のため注釈ですが「高いいね血症」というのは、本当にそういう病態があるわけではなく、あたかも「いいね」が血液中に混入し全身を巡っているかのような感覚になることを形容した造語です。

あとがき

いつの間にか精神科医になっていた。もちろん記憶がないわけではない。医学部を受験したことも覚えているし、医師国家試験を受験したことも覚えている。研修医のときは忙しかったからかやや記憶が薄れているが、それでもちゃんと脳内に残っている。私は精神科医になりたいと思って精神科医になった、はずであった。

しかし、こんな仕事だとは正直思っていなかったところはある。現場は怖い。大袈裟な言い方かもしれないが、傷ついた人がやってきて、その人に何らかの施しを身一つでしなければならない。毎回どんな人かもわからずに初診が始まる。知識や経験の蓄積で理解できる傷つきもあるが、人それぞれなので最後の枝分かれを間違えて傷つけてしまうこともある。時にはこちらの存在が危機に立たされる。１日中嫌な気持ちを引きずることも、何ヶ月も不安なままで生活することだってある。

ある程度までは、〝医療〟っぽくやることが可能だ。例えば薬を出したり、検査をしたりすれば、それらが私と患者さんを仲介してくれるし、〝医者〟役をやっていれば済むことも少なくない。しかし、どうしてもある場面では役ではなく〝個〟として患者さんに接さないといけない。応答を求められたときに思わず反応するのは、医者としての役割ではなく〝個〟だからだ。これは精神科医をしている以上は誰でも同じなのだが、自分が〝個〟で接している瞬間があることをあくまで認めない医師も中にはいる。

関係のなかに〝個〟を晒していると、当然その〝個〟は、他の職業を選択していたら遭わなかったはずのさまざまな感情に晒され、影響を受け、そして不可逆に変質する。よく言えばそれは「精神科医になったことで人間として成熟した」といえるのかもしれないが、「負わなくて良かったかもしれない傷を沢山負った」ともいえるかもしれない。今見えている景色と、精神科医になる前に見えていた景色は全く違うもので、だから自分は一体いつ精神科医になったのだ？と時々疑問が出てくるのだと思う。

時々なぜ自分は詩を書くのだろうと思うことがある。今の話から連想していくと、不可逆に変質してしまった、そして今後もさらに変質する自分を詩という形式で残しておきたいと思ったのかもしれない。もちろんこれは、詩を書く一つの側面にすぎないのだが。

『倫理的なサイコパス』という本書のタイトルは私が考えたものだが、サブタイトルの『ある精神科医の思索』は編集部が考案したものである。「思索」というのが正直ちょっと違うんじゃないか、どちらかといえば「連想」のほうが正確なんじゃないかと咄嗟に頭に浮かんだのだが、「ある精神科医の思索《poetry writing》」と考えれば、むしろこちらの方が私には合っているのではないかとも思えた。そういう意味で、このエッセイ集も私のひとつの詩集の形なのかもしれないし、変質した現時点での自分を残すためのものになったのかもしれない。

本書は晶文社の葛生さんとのやりとりの中で書かれた。頂いたアイディアやご指摘のうち、結果的には全てをその通り反映できたわけではないが、アイディアや指摘を踏まえて考えたことや、葛生さんを最初の読者として想定したことで変化した細部によって構成された書物であるということが、改めて読むと本書にははっきり現れているような気がしている。

最後に、本書には文献をつけたものの他に、複数の重要な参照元があることを付記しておきたい。まず第1章で述べられた幾つかの思考法は、先輩である南多摩病院内科の國松淳和先生と診療後に振り返りをしながら話し合った考えが基盤になっている。また、こうやって全体を読み直すと、どこがと指摘はできないのだが明らかに治療構造論勉強会で栗原和彦先生からとり入れた考え方が本書には色濃く滲み出ている。そして、「倫理」という言葉の語法や診療場面における治療者についての考えは、すでに私のなかで自明のこととなっていたのだが、改めてその発生地点を遡ると、直接の面識はないのだが、富樫公一先生の『当事者としての治療者』（岩崎学術出版社）を読んだことに端を発していると思う。他にも、普段診療に関してやり取りをしている先生方や、過去の書物からの影響が間違いなくあり、本を出すたびに思うことだが、もはや私の固有の考えなどどこにもないのかもしれないとも感じた。お名前を挙げた方もそうでない方も、診療上のやりとりをしている患者さんを含むすべての方々と晶文社の皆さんに感謝を申し上げたいと思います。

2024年4月1日

尾久守侑

本書は下記を除き、書き下ろしです。

初出

◆犠牲者の臨床
晶文社note「マイ・スクラップブック」の記事「犠牲者の臨床」をもとに加筆・改稿

◆思春期とＳＮＳと私
臨床雑誌「内科」２０２３年3月号（南江堂）に寄稿した記事「思春期診療とＳＮＳ」をもとに加筆・改稿

◆「場」がなくなる
「週刊日本医事新報」５１６７号（日本医事新報社）の「プラタナス」に寄稿した記事「「場」がなくなる」をもとに加筆・改稿

尾久守侑（おぎゅう・かみゆ）

精神科医、詩人。1989年東京都生まれ。慶應義塾大学医学部 精神・神経科学教室 助教。横浜市立大学医学部卒業後、下総精神医療センターなどでの勤務を経て現職。博士（医学）。著書に『器質か心因か』（中外医学社）、『偽者論』（金原出版）など。詩集に『国境とJK』『悪意Q47』（ともに思潮社）などがあり、第9回エルスール財団新人賞受賞。『Uncovered Therapy』（思潮社）で第74回H氏賞受賞。

倫《りん》理《り》的《てき》なサイコパス
ある精神科医の思索

2024年5月30日　初版

（著者）尾久守侑

（発行者）株式会社晶文社
〒101-0051 東京都千代田区神田神保町1-11
電話 03-3518-4940（代表）・4942（編集）
URL https://www.shobunsha.co.jp

（印刷・製本）ベクトル印刷株式会社

（ブックデザイン）森敬太（合同会社 飛ぶ教室）
（装画・本文イラスト）kigimura
（DTP組版）飯村大樹

ISBN978-4-7949-7424-2 Printed in Japan